Navas Nadukkandiyil
Hanadi Al Hamad
Abdul Aziz Al Darwish

Luta contra a sépsis com o pacote Sepsis Six

Navas Nadukkandiyil
Hanadi Al Hamad
Abdul Aziz Al Darwish

Luta contra a sépsis com o pacote Sepsis Six

Abordagem à sépsis baseada em provas

ScienciaScripts

Imprint
Any brand names and product names mentioned in this book are subject to trademark, brand or patent protection and are trademarks or registered trademarks of their respective holders. The use of brand names, product names, common names, trade names, product descriptions etc. even without a particular marking in this work is in no way to be construed to mean that such names may be regarded as unrestricted in respect of trademark and brand protection legislation and could thus be used by anyone.

Cover image: www.ingimage.com

This book is a translation from the original published under ISBN 978-620-2-30366-8.

Publisher:
Sciencia Scripts
is a trademark of
Dodo Books Indian Ocean Ltd. and OmniScriptum S.R.L publishing group

120 High Road, East Finchley, London, N2 9ED, United Kingdom
Str. Armeneasca 28/1, office 1, Chisinau MD-2012, Republic of Moldova, Europe
Managing Directors: Ieva Konstantinova, Victoria Ursu
info@omniscriptum.com

Printed at: see last page
ISBN: 978-620-8-58729-1

Agradecimentos

Esta é uma sincera declaração de agradecimento ao Todo-Poderoso por todas as bênçãos que nos tem concedido. O próprio facto de este livro, que é o resultado de dois anos de trabalho árduo da nossa parte, estar pronto para ser publicado como livro é uma prova cabal das suas bênçãos. Os autores aproveitam esta oportunidade para agradecer a todas as pessoas envolvidas no tedioso processo de visualização de uma melhoria relevante da qualidade dos cuidados de saúde que foi implementada com sucesso na população de doentes, resultando assim numa melhoria significativa dos cuidados clínicos e, mais importante ainda, em melhores resultados clínicos nos idosos. Qualquer conquista tem a sua quota-parte de sacrifícios, o que torna o resultado final ainda mais doce. Este livro é um trabalho de amor dedicado, em primeiro lugar, a todos os médicos que lutam constantemente para melhorar a qualidade dos cuidados de saúde num ambiente que favorece predominantemente os profissionais de saúde não médicos. Este é um tributo a todos os médicos que têm uma paixão por melhorias efectivas da qualidade que produzam uma diferença mensurável nos resultados dos doentes, tal como discutido no livro. As várias pessoas envolvidas neste trabalho de amor são os nossos professores, mentores, facilitadores, colegas, líderes, juniores e todos os nossos amigos e familiares, sem cujo apoio este livro nunca teria visto a luz do dia. Gostaria de fazer uma menção especial de gratidão ao corpo docente e ao pessoal da (acrescentar o nome da editora) pela sua compreensão, paciência e orientação, de modo a conseguirmos compreender melhor o processo de publicação do livro. A nossa especial gratidão e agradecimento à Hamad Medical Corporation, à nossa organização e ao Estado do Qatar pelo seu inabalável apoio e fé nas nossas capacidades em tempos difíceis. Este reconhecimento estaria incompleto sem mencionar os contributos do Dr. Irshad Badarudeen, Fellow de Geriatria, e da Sra. Jessy George, Coordenadora da Qualidade e Segurança dos Doentes, cujos inestimáveis contributos nos ajudaram imenso na compreensão e realização deste livro. Obrigado a todos por fazerem de nós um grupo de médicos melhor, um grupo que compreende efetivamente as melhorias de qualidade nos cuidados de saúde e a sua relevância no século XXI.

Índice

Abreviaturas

LTC : Long Term Care

SIRS : Systemic Inflammatory Response Syndrome

IHI : Institute of Health Care Improvement

CDC : Centre for Diseases Control

HAI : Health Care Acquired Infection

JCI : Joint Commission International

SWOT : Strength, Weakness, Opportunities and Threats

NHSN : National Health Care Safety Network

RRT : Rapid Response Team

ICU : Intensive Care Unit

EWS : Early Warning Score

ED : Emergency Department

HCW : Health Care Workers

EMS : Emergency Medical System

SSC : Surviving Sepsis Campaign

Resumo

A nível mundial, a sépsis é a principal causa da perda de vidas humanas, com taxas de mortalidade de 30-50%, e continua a ser um problema de saúde pública proeminente no Qatar. Devido à sépsis, as mortes registadas foram 340 em 1077 (31%) em 2016. O rácio médio de mortalidade por caso é de 31,1% para 100 casos, o que implicou despesas hospitalares no valor de 1,52 mil milhões de dólares americanos em 2016. A sépsis continua a ser a terceira causa de morte mais comum todos os anos. É registada principalmente no Centro de Cuidados de Longa Duração, nos cuidados médicos pós-agudos. O objetivo do projeto é determinar a abordagem e a intervenção baseadas na evidência para a sépsis através da implementação de seis pacotes de sépsis na unidade de cuidados continuados. Desta forma, podemos diminuir os eventos de sépsis e, por sua vez, as taxas de mortalidade. Os objectivos estabelecidos para o projeto consistem em aumentar a taxa de adesão dos doentes aos pacotes de sepsia para 100% e diminuir as taxas de mortalidade relacionadas com a sepsia em 10% durante a execução do projeto. Com base no modelo HSE e de acordo com as orientações do método IHI, o projeto é desenvolvido. Foram inscritos 200 doentes no projeto realizado durante o período de maio de 2015 a abril de 2017. Durante o período de execução do projeto, a ferramenta de seis rastreios da septicemia foi completamente implementada, enquanto os doentes cumpriam os componentes do pacote de septicemia. No início, cerca de 60% dos doentes apenas cumpriam os seis componentes do pacote de sepsis. Mas, atualmente, a maioria dos doentes, ou seja, mais de 90% dos doentes cumprem as ferramentas do sepsis six. Verificou-se que o modelo de equipa é eficaz, eficiente e foi implementado com êxito na obtenção da conformidade com o pacote.

Palavras-chave: Sepsis *Six Bundle, Cumprimento, Implementação, Cuidados de longa duração*

Capítulo 1

Introdução

1.1 Introdução

A sépsis pode ser descrita como uma doença comum que tem um impacto importante nos recursos e nas despesas de saúde. De acordo com (Fleischmann et al., 2016), a sépsis é a mais recente doença global que se tornou um grave problema de saúde, afectando milhões de pessoas em todo o mundo todos os anos. Mata uma em cada quatro pessoas e a ocorrência desta doença está a aumentar muito rapidamente (Linde-Zwirble& Angus, 2004). Existem provas claras de que a sépsis é um dos aspectos mais proeminentes na causa de morbilidade e mortalidade a nível internacional. Esta doença contribui para uma taxa de mortalidade algures entre 20% e 30% (Martin, 2012). Em 1992, a sépsis foi descrita como a existência de uma suspeita de infeção em que dois em cada quatro casos são diagnosticados com Síndrome de Resposta Inflamatória Sistémica (SIRS). Os principais critérios foram frequência cardíaca > 90 batimentos/minuto, frequência respiratória > 20 ou PaCo2< 32, temperatura > 100,4°Fahrenheit ou < 96,8°Fahrenheit e leucócitos > 12.000 ou < 4.000. O pior efeito da sépsis é a disfunção orgânica e foi descrita como sépsis aguda que pode eventualmente levar a choque sético. Hipotensão induzida por sepse é o termo usado para essa condição e, mesmo com ressuscitação adequada de fluidos, essa condição persistiria (Singer et al., 2016). Os principais componentes do pacote de seis componentes da sépsis são o fornecimento excessivo de oxigénio, o exame de hemoculturas, a administração de antibióticos por via intravenosa, a reanimação com fluidos por via intravenosa, o exame da disponibilidade de lactato no corpo e a monitorização da produção de urina de hora a hora no prazo de 60 minutos após o diagnóstico de sépsis. Está amplamente provado que a execução e a adesão adequadas ao Sepsis Six Bundle precoce têm um papel importante na deteção precoce de doentes de alto risco, na administração atempada de antibióticos, na monitorização vigilante, nos agentes vasoactivos e na reanimação com fluidos. Na et al. (2012) apresentaram um resultado mais eficaz, uma vez que descobriram que a sépsis exige cuidados médicos de emergência numa perspetiva de cuidados de longa duração, sendo também muito importante compreender melhor o estado atual da sépsis em todo o estabelecimento. Estes são os factores proeminentes que levam o autor a selecionar o reforço da execução do pacote de reanimação e fazem parte integrante da atual campanha da sépsis, também designada (SSC), que conduziria à redução da mortalidade e da morbilidade associadas à sépsis.

1.2 Enquadramento organizacional e o contexto da mudança

O LTC, também conhecido como Long-Term Care Department (Departamento de Cuidados de Longo Prazo), é a organização em que o autor está ativamente envolvido, é uma instituição patrocinada e apoiada pela acreditação da JCI (Joint Commission International) desde 2012. Este hospital, onde o investigador trabalha, está situado no Qatar e é o mais antigo estabelecimento de cuidados de saúde (começou a funcionar em 1957), transformado num hospital altamente avançado, equipado com 306 camas, com um ambiente relaxante, higiénico e palaciano. Este estabelecimento, por si só, é a única equipa especializada ativamente empenhada em cuidados geriátricos sistemáticos e abrangentes que incluem um diagnóstico adequado, um tratamento eficaz e um acompanhamento irrepreensível dos pacientes. O departamento está dividido em quatro sectores e inclui serviços de internamento com capacidade para tratar 400 pacientes, enquanto 200 pacientes externos podem também ser tratados por semana. Além disso, existe também um centro adicional de cuidados especializados a longo prazo que pode acolher 200 doentes com serviços de cuidados agudos. Os objectivos e metas da unidade consistem em garantir e manter padrões de qualidade superior de cuidados com base nos padrões de acreditação que vão ao encontro da JCI nos cuidados a idosos no país. Além disso, o departamento concentra-se em melhorar o estado funcional da vida, reduzir a incapacidade e incentivar a independência entre os cidadãos seniores, o que os ajudaria a ter uma participação ativa na comunidade. Além disso, o departamento tem vários programas de formação para os médicos residentes, enfermeiros e médicos especialistas de acordo com as melhores práticas actuais e fornece o mais elevado nível de cuidados clínicos que podem resultar no melhor resultado possível para o doente.

De acordo com Dellinger et al. (2013), a sépsis aguda é também designada por SIRS, que é definida como a infeção mais a hipoperfusão tecidular ou a disfunção orgânica provocada pela sépsis. Nas unidades de cuidados de longa duração, os sintomas mais frequentes são a ausência de febre e a ocorrência de hipotermia provocada pela sépsis. Quando estes sintomas precoces não são devidamente identificados e não há conformidade com o pacote de sepsis, isto pode levar a perturbações na deteção e na prestação de cuidados corretos para a sepsis (Daniels, 2011). Chamberlain et al. (2015) enumeraram os desafios envolvidos na deteção credível da sépsis grave após a exposição clínica do doente, que é o impedimento mais importante para a criação de kits de ferramentas concebidos para reduzir a mortalidade, protocolos institucionais e outras diretrizes. No hospital em que o investigador trabalha, as taxas de deteção de septicemia raramente são medidas, pelo que não existem dados precisos sobre a razão pela qual a taxa de adesão ao pacote de septicemia é reduzida (52%). O investigador considera que a gestão eficaz, a identificação normalizada e atempada e a melhoria dos cuidados com a sépsis são a necessidade do momento para as unidades de cuidados continuados. Com ferramentas de fácil utilização, o utilizador deve ser envolvido de forma a integrar a sua prática clínica diária. Os profissionais de saúde, quando trabalham de forma coesa, podem atingir este objetivo facilmente. As outras áreas que têm de ser devidamente abordadas incluem a comunicação e a transição optimizada dos cuidados.

1.3 Justificação do estudo

Estudos anteriores revelaram que o cumprimento do pacote de sepsis reduz a morbilidade e a mortalidade (Angus & van der Poll, 2013). Os doentes com sépsis aguda tiveram de enfrentar um aumento de cerca de 2 vezes na mortalidade hospitalar, quando comparados com os que pertencem ao grupo que cumpre o pacote de sepsis (Gao et al., 2005). Uma ameaça considerável e crescente para os cuidados de saúde a longo prazo dos idosos é o facto de a sépsis poder não ser identificada ou existir a possibilidade de ser mal diagnosticada. A conclusão deste estudo forneceu informações sobre uma doença desconhecida e uma área inexplorada da mesma. Isto aplica-se também à unidade de cuidados institucionais de longa duração, uma vez que ainda não está totalmente explorada. No projeto sugerido, o pacote da septicemia funciona (Jozwiak, Monnet, &Teboul, 2016) em estreita proximidade para fornecer um feedback visual (Masterton, 2009) que permitiria aos médicos e enfermeiros uma adesão efectiva à septicemia e ao quadro. Isto, por sua vez, implica que qualquer intervenção nos cuidados de saúde é suscetível de ter uma forte influência num dos três principais sectores da organização, nomeadamente a composição, os processos e os resultados. Ferrer realizou um estudo prospetivo com uma abordagem multicêntrica no que diz respeito ao programa de educação sobre o pacote de CSS em Espanha. O estudo inferiu que as variáveis relacionadas com o processo de cura são melhoradas de uma forma muito melhor, ao mesmo tempo que reduz as mortes dos doentes que sofrem de sépsis aguda (Ferrer, 2008). As consequências da abordagem do investigador, que consiste numa campanha de sensibilização recorrente para a sépsis e em sessões educativas, seriam realmente cruciais para uma melhoria prolongada da conformidade com os pacotes. A situação existente nos LTC é que existe uma taxa elevada de morbilidade e mortalidade devido à sépsis e a complicações relacionadas com a sépsis e à não conformidade com o pacote de reanimação precoce da sépsis. Existem também diferentes dificuldades relacionadas com o estabelecimento da sépsis nos idosos que estão realmente fracos. A avaliação da codificação de alta do CERNER levou à identificação de pelo menos 1000 casos de doentes com sépsis numa base anual. A situação esperada seria um cumprimento perfeito do pacote de reanimação, de acordo com (Gao et al., 2005), que poderia resultar numa redução da morbilidade e da mortalidade devidas à sépsis em idosos, juntamente com uma melhoria da evolução clínica da própria doença. Foram selecionados 100 doentes de Unidades de Longa Duração para serem examinados durante o estudo piloto.

1.4 Finalidades e objectivos:

1.4.1 Objetivo

Introduzir o pacote Sepsis - Six bundle em todos os registos médicos para melhorar a adesão aos cuidados com a sépsis dos doentes de longa duração no Centro de Cuidados Especializados.

1.4.2 Objectivos

- Aumentar a taxa de cumprimento dos pacotes de sepsia em 90% até dezembro de 2016
- Reduzir em 30% os eventos de sépsis debilitante no centro de cuidados até abril de 2017
- Reduzir o alerta de resposta rápida relacionado com a sépsis no centro de cuidados em 60% até ao final de abril de 2017
- Reduzir em 50%, até ao final de abril de 2017, as transferências do centro de cuidados para os cuidados intensivos relacionadas com a sépsis
- Diminuir a taxa de mortalidade relacionada com a sépsis em 10 % até ao final de abril de 2017

1.5 O meu papel na organização e no projeto

A sépsis é conhecida por causar complicações graves, como a falência de órgãos, o choque e o choque sético secundário. A admissão do doente nestes casos pode levar a um prolongamento do tempo de internamento, a uma taxa elevada de morbilidade e mortalidade e a despesas elevadas, de acordo com (Shorr, Micek, Jackson, &Kollef, 2007). A avaliação da equipa de Controlo de Infeção e Qualidade nos Serviços de Cuidados Continuados, em 2015, revelou que existe a possibilidade de manter a conformidade em cada trimestre e prolongar a ocorrência de infecções. É notável que os enfermeiros no SCC devem recomendar a deteção precoce e a gestão da sepsis - cumprimento do pacote de seis e estabelecer o protocolo correto. Schmerzler et al (Schmerzler, Martin, Oliver, & London, 2012) afirmaram que as funções e responsabilidades do autor como líder clínico e presidente do departamento de LTC e do Comité de Qualidade e Segurança dos Doentes da Geriatria consistem em garantir a conformidade com os objectivos iniciados e assegurar que os cuidados de saúde de qualidade são acedidos pelos doentes idosos e de longa duração. Como chefe de projeto e para concluir o projeto de forma eficaz, o investigador acompanha pessoas, projectos, ambientes, relatórios e requisitos. A equipa de projeto decide o sucesso de um projeto e é preciso ter cuidado ao selecionar os membros da equipa de projeto. Por isso, a primeira coisa a fazer é selecionar uma excelente equipa da SCC após uma análise, avaliação e escrutínio rigorosos e cuidadosos, de modo a que funcione bem com o investigador para atingir os objectivos esperados. Os membros da equipa são dois médicos, um farmacêutico clínico, um enfermeiro-chefe, enfermeiros campeões, um líder de controlo de infecções, familiares do doente, enfermeiros responsáveis, um revisor equipado, um gestor de riscos competente e outras partes interessadas relevantes da empresa. Os mal-entendidos sobre a execução do Sepsis Bundle têm de ser esclarecidos e a equipa tem de receber a formação correta para atingir os objectivos esperados do projeto. Eventualmente, a equipa irá ensinar os funcionários da SCC, incluindo médicos, enfermeiros e outros prestadores de cuidados de saúde, uma vez que estes são extremamente importantes para a implementação dos objectivos do projeto.

1.6 Resumo

Um plano dinâmico e uma execução correta são os objectivos a atingir no que diz respeito a este projeto de desenvolvimento organizacional. Este capítulo está bem estruturado com os antecedentes, a fundamentação do projeto, os objectivos, os antecedentes organizacionais, a conceção e o desenvolvimento do pacote, o processo de execução e a abordagem bem organizada desenvolvida para pôr em prática o referido pacote. O âmbito do projeto também serve para identificar a natureza específica do projeto e as definições necessárias também são fornecidas para garantir que não haja qualquer falha de comunicação devido à utilização de terminologia adequada relacionada com os cuidados de saúde. As restantes áreas são a revisão da literatura, que consiste em estudos existentes que fornecem uma visão geral do processo de mudança, seguida de várias técnicas de avaliação utilizadas pelo próprio investigador. Segue-se o capítulo em que se discutem os desafios enfrentados, as experiências adquiridas e as áreas que precisam de ser melhoradas do ponto de vista do investigador enquanto trabalhava neste projeto. Segue-se um breve resumo que conclui o trabalho.

Capítulo 2

Revisão da literatura

2.1 Introdução

A sépsis não é mais do que a reação exercida pelo organismo durante uma infeção. Esta reação pode acabar por se tornar uma ação potencialmente fatal se não for tratada adequadamente, uma vez que danifica os órgãos vitais e conduz a choque, falência múltipla de órgãos e, no pior dos casos, à morte (Angus & van der Poll, 2013). Num estado de saúde, o sistema de defesa do organismo pode combater as infecções com a ajuda de antibióticos, fluidos e cuidados de apoio adequados, o que pode impedir a progressão da sépsis precoce para o estado de choque sético (Fleischmann et al., 2016). A abordagem da sépsis com feixes de cuidados tem mostrado resultados encorajadores, uma vez que é científica e tem uma prática atempada que pode ser efetivamente repetida com variabilidade mínima e resultados promissores são comprovados através de resultados padronizados dos doentes (Martin, Mannino, Eaton, & Moss, 2003). Esta revisão da literatura pretende extrapolar os resultados das bases de evidência actuais para a organização do investigador, identificando os quatro temas mais relevantes que foram discutidos como parte do PDO. Seguir-se-á uma breve discussão e conclusão dos resultados da revisão da literatura como um todo.

2.2 Estratégia de pesquisa

A fim de desenvolver a revisão da literatura, foram pesquisados os estudos de investigação primária realizados entre 2006 e 2016 num contexto hospitalar. Tal como referido por vários autores, o principal objetivo desta revisão é identificar, compreender criticamente e recolher os resultados da investigação necessários, bem como estabelecer as melhores práticas actuais na deteção da sépsis precoce (Grove, Burns, & Gray, 2012). Foram utilizadas palavras-chave relevantes para a Sépsis, a fim de efetuar uma extensa revisão da literatura revisão. Para obter artigos de investigação, foram utilizadas bases de dados como Google scholar, Emerald, Embase, EBSCO, PubMed, Medline e Cochrane Library. Além disso, as revisões sistemáticas, os editoriais e as listas de referências de estudos relevantes foram utilizados para dar credibilidade e efetuar uma análise crítica. Todas as citações foram importadas para uma base de dados eletrónica. Foi identificado um total de 180 artigos com as palavras-chave dos recursos supramencionados, que foram segregados de acordo com as melhorias de qualidade e não com as diretrizes clínicas, uma vez que se trata de um PDO para a qualidade e a segurança dos doentes. Para concluir, foi finalizado um total de sessenta artigos como parte da revisão, uma vez que os artigos considerados para revisão deveriam ter sido publicados depois de 1995 e em língua inglesa, que visavam as melhores práticas nos Estados Unidos, na Europa ou nos continentes asiáticos, com um esforço consciente para se centrarem nas tendências actuais de diagnóstico precoce e gestão atempada da sépsis. No estudo, apenas foram incluídos artigos baseados em provas para realçar a qualidade dos cuidados e não os resultados clínicos. Foram excluídos os artigos sem texto integral, os resumos revistos por pares e os artigos pagos.

Tabela 1: Critérios de pesquisa bibliográfica

Inclusion Criteria	Exclusion Criteria
Published Article between 2006 and 2016	Studies conducted in pediatric and obstetric care
Primary research related to sepsis on adult patients in long-term setting	Studies not related to Sepsis Screening and Management.
All research/guidelines/reports associated with recognizing sepsis	Case reports and Wikipedia

2.3 Análise dos temas

Um processo sistémico de resposta debilitante do hospedeiro à infeção é designado por sépsis, que pode avançar para fases graves associadas a disfunção orgânica aguda secundária a uma infeção suspeita ou a um choque sético, que inclui sépsis grave com hipotensão que não responde à ressuscitação com fluidos (Dellinger et al., 2013). A maioria das bases de evidência actuais e as melhores práticas centram-se na Síndrome de Resposta Inflamatória Sistémica (SIRS) e na Terapia Precoce Dirigida por Objectivos (EGDT). Há evidências suficientes que apoiam um melhor prognóstico nos resultados dos pacientes quando a sepse é identificada precocemente nas primeiras horas, especialmente quando tratada com um pacote de cuidados baseado em protocolo (Schorr, Odden, Evans, & Escobar, 2016). O investigador, após uma pesquisa exaustiva das bases de evidência actuais e das melhores práticas nos cuidados com a sépsis, selecionou os quatro temas seguintes como as áreas mais importantes que têm a literatura mais relevante no contexto do PDO do investigador. Os quatro temas foram analisados de forma crítica na secção seguinte, com o objetivo de concluir as oportunidades de melhoria da qualidade que se apresentam nos cuidados à sépsis, mais do que os resultados clínicos reais, embora os resultados clínicos possam ser utilizados como indicador da eficácia dos cuidados na sépsis. A sépsis nos cuidados de longa duração tem sido uma entidade bem reconhecida que necessita de uma evolução constante devido à demografia atual dos doentes em consideração, uma vez que os protocolos terapêuticos agressivos podem ser prejudiciais neste conjunto de doentes.

2.3.1 Diferentes abordagens para tratar a sépsis:

2.3.1.1 Abordagem baseada no sistema

Os hospitais devem ter regras e regulamentos claros para reforçar os cuidados prestados aos doentes sépticos. Devem também existir diretrizes específicas para a mortalidade associada à sépsis, sistemas de auditoria da morbilidade e programas de gestão de antibióticos. A atual campanha sobre a sépsis foi concebida para resolver a relativa relutância em adotar estratégias orientadas para a evidência, apesar da abundante literatura disponível em seu apoio. A identificação precoce da sépsis e da SRIS conduz à redução das taxas de mortalidade e das complicações resultantes destas condições (Sweet, Marsden, Ho, Krause, & Russell, 2012). A SSC tem desempenhado um papel proeminente na sensibilização para o tratamento da sépsis. De acordo com (Fleischmann et al., 2016), o benefício da execução de protocolos e pacotes levou à redução da morbidade e mortalidade . Luepker et al. (Luepker et al., 2000) observaram que existiam estudos que relatavam a sensibilização geral para o AVC e que estes estudos estavam associados a atrasos menores no transporte dos doentes para o hospital. Um dos inquéritos recentes revelou claramente que a sensibilização do público para a sépsis é baixa em comparação com o AVC, o que é crítico, uma vez que a mortalidade é mais elevada na sépsis do que no AVC. Os programas de sensibilização e a educação adequada para a sépsis devem reduzir admiravelmente os atrasos na prestação de cuidados hospitalares corretos aos doentes com sépsis sem qualquer atraso.

2.3.1.2 Compreensão da sépsis num contexto de longo prazo:

A frequência cardíaca elevada, a frequência respiratória, a diminuição da pressão arterial, a hiper ou hipotermia e a leucocitose ou leucopenia são alguns dos sintomas que podem ser considerados como um pré-requisito para considerar a SIRS como um pré-requisito para definir a "síndrome da sépsis" (Kaukonen, Bailey, Pilcher, Cooper, & Bellomo, 2015). Estes critérios definiram mais tarde a "Síndrome de Resposta Inflamatória Sistémica" (SIRS) e são designados por critérios SIRS (Reinhart, Bauer, Riedemann, & Hartog, 2012) para detetar a sépsis, que continua a ser um grande desafio, apesar das recentes melhorias na qualidade dos cuidados. Quando comparada com outras síndromes que são diagnosticadas através de métodos avançados, como os biomarcadores, a sépsis ainda é diagnosticada apenas através de sinais clínicos e laboratoriais inespecíficos (Dunne, 2015).

2.3.1.3 *Abordagem pré-hospitalar*

Os doentes com sépsis devem ser objeto de uma atenção cuidadosa, que é crítica e salva-vidas. Os doentes com sépsis têm de receber cuidados pré-institucionais adequados após o reconhecimento e cuidados imediatos. O facto de o primeiro a responder à sépsis ser a pessoa que pode iniciar o tratamento da sépsis durante a hora de ouro da sépsis (van Zanten, 2014) sublinha a importância de uma identificação pré-hospitalar da sépsis nos casos que chegam ao hospital vindos da comunidade. Consequentemente, quando a sépsis é identificada mais cedo, é possível uma gestão precoce utilizando um sistema integrado de cuidados no que diz respeito a estes doentes complexos (Yealy et al., 2015). Após a deteção em fases mais precoces, existe uma ampla margem de manobra para a EGDT, como o início da administração de fluidos intravenosos e a canulação intravenosa de grande calibre antes da prestação de cuidados hospitalares, e estas medidas permitem obter melhores resultados nos doentes que sofrem de sépsis (Shaw et al., 2012). Está provado que, no contexto hospitalar, a deteção precoce e a aplicação rápida do tratamento conduzem a melhores resultados para os doentes e a uma elevada qualidade dos cuidados (Gaieski, Edwards, Kallan, & Carr, 2013). Em situações como a do intervalo entre os cuidados pré-hospitalares, que normalmente demoram mais de 45 minutos para os doentes que sofrem de sépsis, a necessidade de uma intervenção rápida e atempada no ambiente pré-hospitalar deve ser mais bem avaliada para melhorar a qualidade dos cuidados (Seymour et al., 2012). Afirmaram que a revisão da literatura mostra que os doentes com sépsis grave e choque sético, quando administrados com antibióticos no prazo de 60 minutos após a deteção de sépsis crítica/choque sético, não trouxeram qualquer vantagem em termos de mortalidade. Este estudo alertou para a necessidade de conciliar os parâmetros de tempo específicos recomendados nas diretrizes globais, uma vez que não parecem ser apoiados pelas provas disponíveis. Os profissionais pré-hospitalares podem ter um papel potencialmente crítico na melhoria dos resultados através da deteção precoce e da gestão do tratamento para melhorar a qualidade dos cuidados.

Uma boa abordagem de equipa, orientada por protocolos, para a gestão da sépsis deve contar com profissionais pré-hospitalares, médicos e enfermeiros, que transmitam conhecimentos teóricos e formação prática para a deteção precoce da sépsis grave, enquanto o choque sético (Sterling, Miller, Pryor, Puskarich, & Jones, 2015) é considerado o elemento fundamental na gestão da sépsis. De 407.176 encontros EMS, Seymour e outros descobriram 13.249 hospitalizações com sépsis crítica e das quais 2.596 morreram no hospital (19,6%). A taxa de ocorrência de sépsis crítica não tratada foi de 3,3 por cada 100 encontros EMS e é razoavelmente mais elevada do que a do acidente vascular cerebral crítico e do enfarte do miocárdio ou acidente vascular cerebral (2,2 por cada 100 encontros EMS e 2,3 por cada 100 consecutivamente). Mais de 40% de todas as hospitalizações por sépsis crítica chegaram ao departamento de cuidados intensivos após o transporte do INEM e, em cerca de 80% dos casos, o diagnóstico correto teve lugar na admissão (Seymour et al., 2012). É um facto conhecido que o pessoal do INEM passa uma quantidade considerável de tempo durante a hora de ouro da sépsis, o que constitui uma janela de oportunidade para a identificação e intervenção rápidas na sépsis precoce, antes de o doente chegar efetivamente ao hospital, o que é agora designado por "hora zero" da sépsis (Daniels, 2011).

Seymour verificou ainda que a colocação de cateteres intravenosos pré-hospitalares e a dispensa de fluidos estavam associadas a uma redução das probabilidades de morte hospitalar em doentes médicos com sépsis grave. Boland e outros criaram um modelo inicial para melhorar a conscientização do SME e a instalação de dispositivos novos e avançados que são capazes de melhorar a avaliação pré-hospitalar da sepse por uma ferramenta organizada quando se trata de suspeita de sepse (Boland et al., 2016). Studnek e outros investigaram e analisaram o efeito real dos cuidados do INEM na gestão do doente do SU (com sépsis crítica) e concluíram que os doentes que receberam cuidados do INEM antes da chegada ao SU têm de sofrer uma redução de 35 minutos no que diz respeito ao tempo de administração de antibióticos. Segundo os autores, estes doentes também tiveram de enfrentar uma redução de 41 minutos no tempo necessário para iniciar a EGDT, em comparação com os doentes que não receberam quaisquer cuidados do SME. O facto é que, se a sépsis for diagnosticada por um profissional do INEM, pode poupar-se tempo, o que resultaria num início mais precoce da administração de antibióticos e de EGDT (Studnek, Artho, Garner, & Jones, 2012). Todas estas discussões abriram uma nova possibilidade de início dos cuidados na fase pré-hospitalar, que poderia ser a nova melhor prática. Ainda não há informações disponíveis sobre as implicações concretas, uma vez que as melhores práticas ainda não adoptaram esta ideia. Cerca de 50% dos doentes recorrem ao SGA e menos de 50% dos casos de sépsis são identificados pelo pessoal do SGA (Herlitz et al., 2012). Esta exposição ao SGA oferece a melhor hipótese de deteção precoce da sépsis e de iniciar um sistema de tratamento integrado para este tipo de doentes complexos (Yealy et al., 2015).

2.3.2 Rastreio da sépsis:

A investigação da sépsis é influenciada por critérios para a presença da Síndrome de Resposta Inflamatória Sistémica (SIRS). Trata-se de um síndroma (Anexo A) que inclui taquipneia, taquicardia, febre e uma contagem de glóbulos brancos invulgar que assinala a sépsis ou outros tipos de insultos graves não infecciosos (A. E. Jones &Puskarich, 2014). Para obter resultados efectivos, um programa de investigação de sépsis autorizado para utilização em ambientes institucionais tem de ter em conta a elevada taxa de ocorrência de SIRS e as missões e fluxos de trabalho distintos dos cuidados de longa duração. A inspeção de rotina de doentes críticos potencialmente infectados para deteção de sépsis aguda vai aumentar a deteção precoce da sépsis e permitir a execução de um tratamento atempado e orientado para a sépsis. A deteção precoce da sépsis, apoiada por um pacote de medidas sistemáticas para a sépsis, vai impedir a transformação da sépsis num choque sético fatal (Gaieski et al., 2013). É necessária uma avaliação crítica mais aprofundada para perceber se foi a debilidade física causada por um problema relacionado com a sépsis que desencadeou um período de utilização hospitalar extensa num utente que anteriormente tinha um baixo nível de utilização, ou se a sépsis ocorreu durante a fase final da utilização hospitalar num indivíduo com doença aguda e hospitalizações repetidas.

2.3.3 Monitorização e registo de sinais vitais e EWS:

O NICE recomendou a monitorização das observações fisiológicas pelo menos de doze em doze horas, que deve ser aumentada em caso de registo de fisiologia invulgar (Freitag, Constanti, O'Flynn, & Faust, 2016). Verifica-se que uma excelente capacidade de previsão da paragem cardíaca e da mortalidade no prazo de 48 horas pode ser associada às pontuações do sistema de alerta precoce. Ao mesmo tempo, o desafio reside no facto de a maioria dos doentes com pontuações elevadas não ter sofrido um evento notável e de as pontuações baixas não terem necessariamente bloqueado um evento. A literatura coloca-nos perante o dilema de saber se um sistema é superior a outro ou de apontar exatamente os factores que contribuem para a capacidade de previsão dos modelos. A SSC documentou um avanço significativo no cuidado do paciente sético com a implementação de diretrizes para cuidados agrupados com um declínio significativo na mortalidade em 28 dias de 37% para 30,8% no período de dois anos (Kaukonen et al., 2015). Apesar das controvérsias no que respeita à implementação e utilização das recomendações da Surviving Sepsis Campaign, os serviços de urgência que têm vindo a utilizar os pacotes e protocolos registam uma melhoria significativa nos resultados dos doentes e uma redução da mortalidade e do tempo de permanência nos hospitais (Perman, Goyal, & Gaieski, 2012).

A implementação clínica de um protocolo de tratamento da sépsis mostrou uma alteração associada na gestão da sépsis com terapias como a melhoria do tempo de administração de antibióticos, a administração de fluidos intravenosos e a utilização de vasopressores nas primeiras 6 horas (Shapiro et al., 2006). Nguyen et al. reforçam as conclusões de relatórios anteriores e contribuem com novas informações de que foi observada uma mudança no perfil dos pacientes admitidos nos LTC após a introdução do pacote. Antes da implementação do pacote, os dados demográficos dos pacientes admitidos nas unidades estavam gravemente doentes e eram frequentemente provenientes das enfermarias médicas agudas (Singer et al., 2016). Após a implementação do pacote de CSS, há um nível significativo de contribuição relatado de pacientes sépticos no LTC e, ao mesmo tempo, é fácil gerenciá-los com admissão rápida na unidade sem o incômodo de transferência de enfermarias médicas. Este estudo relatou um elevado nível de adesão ao protocolo, reduziu as hipóteses de entubação, reduziu a mortalidade com ventilação mecânica e a taxa de mortalidade sub-padronizada em comparação com os grupos históricos e outros grupos de controlo (Nguyen et al., 2007). Este estudo conclui ainda que, quando os médicos participam ativamente no processo de implementação do pacote de medidas para a sépsis grave, isso resulta em melhores feedbacks combinados com alterações comportamentais dos médicos no departamento. Este é, por sua vez, um passo final para a redução da mortalidade e da morbilidade intra-hospitalares. De acordo com Nguyen et al (2007), em comparação com os doentes não abrangidos pelo pacote de medidas, a taxa de mortalidade intra-hospitalar é menor nos doentes abrangidos pelo pacote de medidas.

Sweet et al (2012) realizaram um estudo sobre os feixes de septicemia, no qual concordaram que a gestão da septicemia está a aumentar nas unidades de cuidados intensivos, em combinação com a administração de antibióticos, a reanimação precoce e a procura de um foco ativo de infeção. Com base nas diretrizes do estudo anterior, a monitorização de biomarcadores em série e a pontuação de alerta precoce são muito importantes para prever a segurança e a eficácia dos feixes. De acordo com um estudo realizado por (Gauer, 2013), 45% de risco reduzido nas taxas de mortalidade entre as unidades médicas que praticam a Terapia Precoce Dirigida por Objectivos em programas de sépsis. Além disso, o estudo também mostra que, quando existe uma ordem hospitalar padronizada, esta ajuda a detetar e gerir mais cedo a ressuscitação com fluidos e a terapia antibiótica adequada, o que resulta em taxas de mortalidade mais baixas aos 28 dias (48% vs. 30%) (Gauer, 2013).

2.3.4 Comunicação eficaz e trabalho em equipa:

A ausência de conhecimentos adequados sobre a septicemia conduz a um diagnóstico tardio em fases mais avançadas da septicemia, para além de um tratamento inadequado e tardio da septicemia, que pode resultar em taxas de morbilidade e mortalidade mais elevadas. O próximo passo consiste em educar e capacitar as empresas para que implementem todo o pacote de medidas após a comunicação. Este é um passo importante, necessário no processo de mudança, que ajuda a reestruturar o sistema atual de uma forma que encoraja a adoção da mudança através da antecipação de obstáculos com o envolvimento ativo de todo o pessoal efetivamente envolvido no processo. A formação e as competências adequadas do pessoal são um dos passos mais importantes na implementação do pacote de medidas relativas à sépsis nos cuidados de saúde prolongados. A eficácia do pacote só pode ser alcançada quando a deteção precoce da septicemia é defendida entre o pessoal envolvido no processo, o que pode ser conseguido com uma mudança no CAP, ou seja, conhecimento, atitude e prática, com especial referência ao estado atual das coisas, que é um dos princípios da organização. De acordo com MacRedmond, as melhorias clínicas só podem ser realizadas quando a atual base de evidência pode ser transformada num protocolo. Isto tem de ser seguido por um programa alargado de sensibilização e educação do pessoal de primeira linha, a fim de se conseguir uma melhoria da qualidade dos cuidados através de melhorias constantes (MacRedmond et al., 2010). Torsvik argumentou que era necessário abordar vários factores para conseguir melhorias entre os profissionais de saúde, incluindo um aumento do conhecimento entre o pessoal, com protocolos baseados em provas para os formar na comunicação crítica da informação num formato normalizado que possa ser compreendido por todos os profissionais de saúde. Uma maior adesão aos pacotes de sepsis, para além de um melhor conhecimento e aplicação dos pacotes, permite um melhor desempenho de toda a equipa, o que resultará numa identificação mais precoce da sepsis e num melhor prognóstico (Torsvik et al., 2016). Nguyen sublinhou a importância de educar os profissionais internos, que incluem assistentes médicos, atendentes, residentes, enfermeiros e, especificamente, médicos, uma vez que estes membros desempenham um papel fundamental na implementação dos pacotes de sepsia, para proporcionar uniformidade entre pares e o cumprimento do pacote em todo o sistema (Nguyen et al., 2007).

O processo de formação do pessoal deve ser sistemático, uma vez que a tradução das diretrizes para a prática clínica real é um desafio e uma necessidade urgente. As várias etapas envolvidas podem incluir a utilização de conjuntos de tratamento juntamente com a utilização de educação interprofissional a todos os níveis no tratamento da sépsis, epidemiologia, classificações, fisiopatologia e apresentação clínica (Winterbottom, 2012). Com base nas orientações da SSC, ocorreram alguns casos em que uma equipa local de carácter multidisciplinar implementou um programa de educação multifacetado, homogéneo e predefinido num hospital com base nas orientações da SSC que, por sua vez, provou ser eficaz na gestão do pacote de sépsis (Moser, 2014). Ferrer observou que o programa de educação deve consistir na formação de médicos e na capacitação da equipa de enfermagem durante o período de sépsis grave e choque sético, centrando-se no diagnóstico precoce e nos tratamentos incluídos nas diretrizes (Ferrer, 2008). Para além disso, Castellanos-Ortega observou que a implementação de um programa educativo para o pacote de sepsis resultou num aumento de 1% na linha de base para 11,3% na adesão ao próprio pacote (Castellanos-Ortega et al., 2010). Burney aconselhou que um inquérito pré e pós-formação informaria idealmente o conhecimento do pessoal sobre os componentes educativos e processuais dos cuidados do pacote de sepsia (Burney et al., 2012).

De acordo com os novos protocolos formulados no SSC, os principais objectivos são educar o pessoal de enfermagem, colaborar entre si para descobrir os doentes com sépsis e comunicar com outros departamentos (McCaffery et al., 2016). Devido à natureza incoerente na aceitação dos critérios para a sépsis, devido à falta de conhecimento das bases de evidência actuais, a capacidade dos médicos para diagnosticar e comunicar sobre a sépsis tornou-se uma forma muito mais estruturada e organizada (Poeze, Ramsay, Gerlach, Rubulotta, & Levy, 2004).

2.3.5 Vantagens da deteção e tratamento precoces da sépsis

O indicador final de qualquer processo de melhoria são os resultados na qualidade dos cuidados e os eventuais resultados clínicos. Toda a melhoria tem benefícios não só para os doentes, mas também para a organização, o que acaba por reduzir o tempo de internamento nos hospitais e garante a poupança de dinheiro nos cuidados de saúde. Com base nas ideologias de Shorr, um certo número de sobreviventes segue os pacotes de sepsia e adopta o protocolo, o que conduz a uma redução significativa dos custos (16 103 dólares contra 21 985 dólares, p = 0,008). O período de permanência do paciente também foi de 5 dias em média entre o grupo de pacientes que realmente foram tratados com um pacote de sepse (S. L. Jones et al., 2016). O presente estudo adoptou métodos de cálculo em que os custos hospitalares são calculados de acordo com as taxas cobradas após conversão em custos com base em rácios custo/taxa específicos de cada departamento. Estes pacotes e a sua implementação garantem que os recursos disponíveis são utilizados da melhor forma possível, o que, por sua vez, proporciona uma melhor análise custo-benefício na contenção dos custos (Shorr et al., 2007). Jones observou que o mecanismo através do qual o pacote de sepsis reduz os custos dos cuidados hospitalares consiste em melhorar o resultado clínico através de uma deteção precoce que resulta numa diminuição do tempo de internamento e dos custos globais de tratamento em cada caso de sepsis documentado (S. L. Jones et al., 2016). O pacote de sepsis pode funcionar como um modelo no qual os casos de sepsis são tratados de forma padronizada, uma vez que os cuidados podem variar de instituição para instituição de forma personalizada, de acordo com as necessidades e recursos locais. Os doentes que são transferidos do SU para a UCI (Unidade de Cuidados Intensivos) no prazo de 24 horas após a admissão na enfermaria tiveram um aumento notável do risco de mortalidade aos 30 dias de 2,46 quando comparados com os doentes que são diretamente admitidos na UCI a partir do SU (Rivers, 2006). É possível implementar uma gestão optimizada nos cuidados à sépsis durante a implementação do pacote que não só reestruture o processo e os recursos, mas também ajude a poupar cerca de £2000 para os cuidados básicos e £5000/caso só em dias de cama reduzidos. Após a implementação da SSC no choque sético, registou-se uma redução considerável de cerca de 37,5% na morbilidade, mortalidade e tempo de internamento, em comparação com 57,3% de mortalidade no grupo histórico (Castellanos-Ortega et al., 2010). Mesmo depois de baralhar os preditores clínicos independentes de morte, a diferença discutida acima permaneceu a mesma. O mesmo caso se aplica mesmo quando os factores de confusão são controlados e o grupo de intervenção (tanto nas UCI como noutras enfermarias) permanece menos tempo do que anteriormente. De acordo com

Jones, quando se comparam hospitais relativamente aos resultados e custos da sépsis, deve considerar-se a combinação de casos e as caraterísticas do hospital (S. L. Jones et al., 2016). Seoane observou que a implementação de melhores práticas em sépsis num sistema diversificado e complicado como o de um hospital será sempre confrontada com uma resistência à mudança devido às probabilidades em jogo no processo de mudança.

Quando a sépsis grave é gerida através de uma abordagem colaborativa multidisciplinar, esta revela um efeito tremendamente positivo no tempo de administração de antibióticos e reduz o tempo de internamento dos doentes (Seoane et al., 2013).

2.3.6 Abordagem do pacote para tratar a sépsis:

O SSC fornece a literatura básica e as melhores práticas que, quando implementadas nos hospitais, resultariam numa melhoria da qualidade dos cuidados, em melhores resultados para os doentes e numa diminuição do custo dos tratamentos, de acordo com os pacotes de cuidados. De acordo com a literatura, está provado que os resultados clínicos são melhorados pelos pacotes de cuidados (Borgert, Goossens, & Dongelmans, 2015), os resultados clínicos melhoram quando os pacotes de cuidados estão em vigor e quando os resultados clínicos são melhorados, o que, por sua vez, aumenta a implementação efectiva dos pacotes de cuidados. No início, com base no modelo SPO de Donabedian, os pacotes de cuidados foram introduzidos com o objetivo de reorganizar a estrutura e a organização dos processos de cuidados que são interdepartamentais. Quando a conformidade com o pacote de cuidados é maior, os resultados clínicos também serão maiores (Donabedian, 1966).

2.4 Implicações para o projeto de mudança:

Na revisão da literatura, as tendências actuais e os processos envolvidos na gestão da sépsis foram discutidos de forma crítica. Os processos envolvidos foram analisados de modo a poderem ser utilizados da melhor forma possível para a implementação da mudança. O ODP da implementação do pacote tem mais hipóteses de ser bem sucedido devido à identificação das potenciais dificuldades e oportunidades que podem surgir durante o planeamento e a implementação dos pacotes de sepsis.

2.5 Conclusão

Em suma, apesar dos desafios metodológicos enfrentados pelos investigadores anteriores em todos os artigos de investigação acima referidos, é positivo que tenham sido recolhidas provas suficientes no que diz respeito a programas de intervenção eficazes. São também enumeradas várias estratégias para apoiar a implementação do projeto atual, de modo a que a incidência da sépsis possa ser reduzida como um cuidado de longa duração através do cumprimento do pacote de seis medidas para a sépsis e de programas de sensibilização. Quando a sépsis é detectada numa fase mais precoce, resulta também numa diminuição da incidência hospitalar. A redução dos eventos de sépsis denota diretamente que os doentes são tratados como se estivessem na sua própria casa e que os custos dos cuidados de saúde são reduzidos

(Johnson, McAlister, & Johnson, 2016). A base de evidências da revisão da literatura é a base para o processo de mudança e a implementação que se reflectirá no próprio PDO. A antecipação dos obstáculos e o planeamento proactivo têm de ser contemplados no PDO, uma vez que o projeto do investigador envolve a implementação, enquanto a revisão da literatura apenas reforça o conceito da necessidade de um plano sólido para a implementação adequada de qualquer mudança nos cuidados de saúde.

Capítulo 3
Metodologia e métodos

3.1 Introdução

A essência de um processo de mudança bem sucedido reside no facto de o planeamento adequado e as estratégias de implementação proactivas terem de ser implementadas como um requisito necessário. O ODP é definido por muitos autores, entre os quais Beckhard afirma claramente que se trata de um esforço combinado da organização a todos os níveis que aumenta a eficácia do processo através de intervenções planeadas e de um forte conhecimento científico (Beckhard, 1969). O sucesso de qualquer modelo de mudança é decidido com base na sua capacidade de facilitar a personalização dos processos e de incorporar as mudanças como parte do próprio sistema, devendo ser selecionado com base no objetivo e na natureza da mudança. O autor selecionou o Modelo de Mudança do Health Service Executive (HSE) porque se adequa ao processo de implementação, ajuda a perceber as várias etapas envolvidas no processo de mudança e a tomar decisões sobre os processos em caso de obstáculos inesperados durante a implementação na fase de planeamento. Este capítulo irá definir, em pormenor, as várias fases do modelo HSE, com o objetivo de implementar o pacote de cuidados da sépsis como um programa abrangente para a gestão eficaz da sépsis e das suas complicações. O objetivo do investigador é implementar o programa em LTC como um programa piloto que pode depois ser aplicado a toda a organização quando se provar que é bem sucedido.

3.1.1 Desafios organizacionais a superar

Tal como referido na maioria dos pontos deste trabalho de investigação, uma gestão eficiente e eficaz das complicações da sépsis continua a ser a questão mais importante relacionada com a redução das IACS (Lo et al., 2014). Em todo o mundo, a sépsis é considerada uma doença dispendiosa, mortal mas

problema comum que pode resultar num aumento da morbilidade quando não é gerido de forma sistemática, resultando numa maior utilização dos recursos hospitalares (Gotts & Matthay, 2016). Estão disponíveis várias diretrizes e protocolos (Masterton, 2009), juntamente com uma variedade de estratégias individuais que visam a realização de uma gestão adequada da sépsis, que inclui pacotes de implementação (Nguyen et al. 2007) e educação (Getliffe & Newton, 2006). O uso de uma implementação abrangente e bem planejada em toda a instituição pode resultar em um programa mais eficaz para o manejo da sepse com os pacotes de sepse (Krein, Kowalski, Harrod, Forman, & Saint, 2013). No entanto, as diretrizes disponíveis até à data não fornecem estratégias de gestão da mudança durante a implementação em toda a instituição. Isto deve-se ao facto de não serem proactivas na antecipação da mudança e, muitas vezes, muitos modelos não podem ser personalizados de acordo com a organização.

3.2 Justificação para a escolha do modelo de mudança de HSE:

O sucesso de qualquer modelo de mudança pode ser previsto durante a fase de planeamento. Daí a necessidade de uma investigação detalhada para estudar e planear a fim de organizar os recursos disponíveis para a implementação da mudança da forma desejada. Os modelos de mudança ajudam muitas vezes a compreender melhor o processo de mudança, uma vez que nos preparam para o método correto de implementação com base na atual base de evidências. A revisão da literatura das bases de evidência dá-nos o conhecimento das melhores práticas, mas não fornece um plano adequado sobre a mudança em si. A mudança em qualquer HO é um processo complicado que depende de diferentes factores e, por isso, é necessário criar um modelo de mudança que tenha em conta este facto e que se adapte melhor aos desafios específicos dos cuidados de saúde.

Este modelo específico foi adotado pelo autor devido ao facto de encorajar o pensamento estratégico e sistémico, a preparação, o planeamento e a colaboração, assentes numa base sólida de provas (McAuliffe & Van Vaerenbergh, 2006). Existem inúmeras teorias sobre modelos de mudança disponíveis para explicar a razão de ser da utilização de cada um deles, que se centram nas vantagens e desvantagens de cada modelo, mas a necessidade de selecionar o melhor modelo depende do próprio PDO. Neste projeto, o autor avaliou vários modelos de mudança, incluindo modelos por etapas e modelos de Desenvolvimento Organizacional (DO), antes de selecionar o modelo HSE. O presente capítulo irá explorar e analisar criticamente uma série de modelos e teorias de mudança, de modo a chegar a uma conclusão sobre o motivo pelo qual o modelo de mudança HSE é adequado para o presente projeto. Estudos anteriores concluíram que a abordagem da "mudança emergente e planeada" é amplamente utilizada para definir a mudança e a resistência à mudança, uma vez que esta desempenha um papel fundamental na implementação bem sucedida de um processo de mudança.

3.3 O modelo de mudança de HSE:

No modelo de mudança da HSE, a evolução parece estar num fluxo tal que as pessoas estão habilitadas a levar a mudança da sua situação atual para o futuro desejado com base na visão comum da mudança. O pré-requisito para qualquer mudança bem sucedida é a cultura na organização, que pode ser o obstáculo mais importante para a implementação de melhorias nos cuidados de saúde. A monitorização e o controlo adequados de um processo de mudança devem ser o fator mais importante a ter em conta, pois muitas vezes a HO reage de forma muito diferente à mudança e pode acabar por obter um resultado final muito diferente, que pode não ser o pretendido (Gustafson et al., 2003). O HSE também formulou os processos que devem ser seguidos durante a medição e a avaliação dos resultados da mudança, que devem ser determinados no próprio início, de modo a que o plano para a tomada de decisões futuras sobre a forma como os resultados serão obtidos e interpretados durante o processo e os resultados da mudança (HSE, 2008). Tal como ilustrado na figura 1, o modelo de mudança HSE tem quatro fases na gestão da mudança que o levam à condição desejada a partir da condição atual. Essas quatro fases da gestão do projeto são a iniciação, o planeamento, a implementação e a integração. Estas etapas serão explicadas nas secções seguintes, de acordo com a forma como o investigador implementou a mudança no contexto dos cuidados continuados. Basicamente, fornece um roteiro do presente para o futuro desejado que acontecerá quando a mudança for implementada com sucesso.

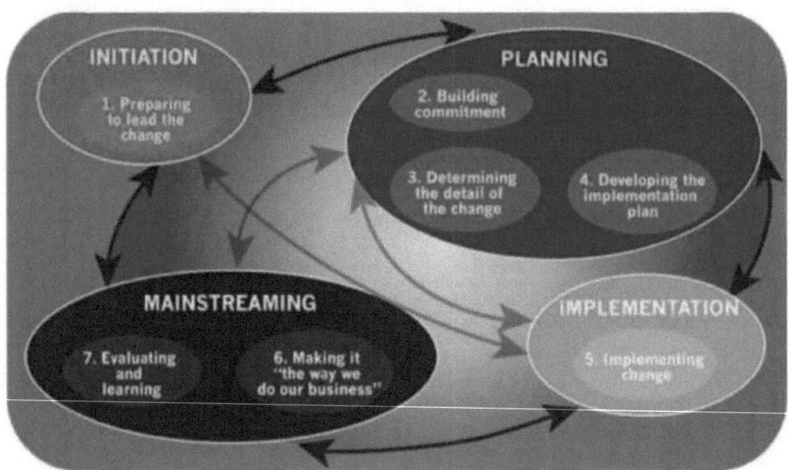

Figura 1: Modelo de mudança do Health Service Executive (HSE) (2008)

3.4 Processo de mudança

3.4.1 Início

A fase de iniciação no modelo HSE deve ser planeada com o máximo cuidado, uma vez que é o primeiro passo nos acontecimentos que conduzem à mudança. A esta etapa segue-se a aceitação da necessidade de mudança, a transmissão da mensagem ao pessoal e, finalmente, a avaliação da vontade do pessoal envolvido. Estas etapas iniciais devem ser seguidas da identificação e análise das partes interessadas, com a avaliação das lacunas culturais e de conhecimentos sobre a mudança. A iniciação ajudou a criar um modelo para a responsabilidade da liderança, a responsabilização pela mudança e o estabelecimento das bases para a mudança e a implementação. À semelhança de outros modelos de mudança, o primeiro passo no modelo atual consiste em identificar e compreender as forças motrizes subjacentes à mudança e o nível real de urgência da mudança (HSE, 2008). A iniciação é discutida em sob os seguintes títulos, tais como a necessidade e a urgência da mudança, que inclui a avaliação das forças motrizes necessárias para a mudança e a identificação dos pontos de alavancagem e das oportunidades adequadas, seguida da avaliação das partes interessadas no processo, tanto internas como externas, e da análise dos riscos.

3.4.1.1 Identificar a necessidade e a urgência

Esta etapa consiste em formular três perguntas que identificarão as necessidades básicas subjacentes à mudança, e essas perguntas são as seguintes

3.4.1.1.1 O que deve ser alterado?

A necessidade de mudança é sempre vista como o motor da mudança. Embora os LTC já estejam equipados com tecnologia de ponta, existe uma grande lacuna nas melhores práticas actuais, como no caso da gestão da sépsis. Como ditam os dados demográficos, os cuidados de saúde prolongados são um local onde se verifica um menor envolvimento dos médicos e um maior envolvimento dos enfermeiros especializados, sendo que apenas os doentes estáveis são normalmente transferidos para estas unidades. A necessidade de melhoria surge devido às caraterísticas dos doentes, em que os níveis de estase são elevados na população, o que os torna mais propensos a IACS, a principal causa de agravamento da sépsis para choque sético. Há mais pessoal envolvido nos cuidados e a necessidade de chegar a um consenso sobre o reconhecimento precoce da sépsis durante a hora de ouro da sépsis foi a verdadeira necessidade de mudança. A identificação e a aplicação atempadas do pacote de medidas relativas à septicemia podem ajudar o pessoal envolvido a reconhecer a septicemia e a evitar as temidas complicações. A revisão da literatura já diferenciou o resultado entre os doentes tratados precocemente e os tratados com diagnóstico tardio. O pacote de cuidados para a sépsis é um sistema melhor e pronto a utilizar que fornece instruções fáceis para identificar e gerir a sépsis envolvendo equipas de cuidados de saúde prolongados. Isto pode efetivamente evitar transferências e atrasos no tratamento, se for caso disso. No entanto, é importante manter a escala e o âmbito do projeto para que este seja considerado bem sucedido e sustentável.

3.4.1.1.2 Análise SWOT

Para qualquer projeto, pode ser realizada uma análise SWOT, que enumera os pontos fortes, os pontos fracos do projeto, as oportunidades que podem ser aproveitadas e as possíveis ameaças. Esta análise foi realizada para identificar os desafios enfrentados e as oportunidades futuras no relatório do projeto do sistema agrícola (Piercy & Giles, 1989). Embora as suas origens sejam desconhecidas, a análise SWOT é considerada como uma ferramenta fundamental para abordar situações estratégicas complexas, uma vez que pode condensar a informação, melhorar o processo de tomada de decisão e iniciar a fase de planeamento estratégico ("Is SWOT analysis still fit for purpose?", 2015). A análise SWOT é uma ferramenta importante na análise da HO e das implicações da mudança, mas não deve ser dada mais importância do que outras análises, especialmente a gestão das partes interessadas é aconselhada como uma prioridade (van Wijngaarden, Scholten, & van Wijk, 2012). A análise SWOT é efectuada para analisar criticamente os riscos estratégicos de uma forma significativa e prática, centrando-se não só nos pontos fortes e fracos, mas também nas oportunidades que podem surgir no âmbito da implementação e da mudança, bem como na aceitação dos riscos inatos (Emblemsvag & Endre Kj0lstad, 2002). Uma análise SWOT exaustiva da implementação do pacote de medidas para a sépsis seria um dos principais passos, uma vez que dá uma imagem do estado atual com vista ao futuro através de oportunidades e ameaças. Após a discussão com o presidente do departamento e o diretor executivo, a equipa do projeto apresentou os pormenores do projeto e a forma como este vai ser implementado. Antes da fase de implementação, foi efectuada uma análise do modo de falha. Perante o diretor executivo - qualidade e segurança dos doentes, foi discutida a seguinte análise SWOT, tal como consta do quadro 2.

Tabela 2: Análise SWOT dos cuidados de longa duração

Strength	Weaknesses
◊ High number of quality human resources ◊ Sufficient equipment and facilities in place ◊ Adequate supply of trainer resources ◊ Joint Sponsorship	◊ Lack of knowledge regarding Sepsis and its impact on patients ◊ Infection Control team led process intervention currently in place ◊ Delays in initiating Bundle components ◊ Diverse Patient groups
Opportunities	**Threats**
◊ Improve HCW skills and competencies ◊ Compliance with standards and guidelines ◊ Enhance quality of elderly patient care ◊ Reduce levels of Sepsis ◊ Promote Collaboration	◊ Lack of compliance with protocols ◊ Lack of understanding of intervention protocol ◊ Failure to implement intervention procedure ◊ No reduction in level of Sepsis rates in elderly patients ◊ Unclear leadership and governance ◊ Too many Experts

A análise SWOT do estado atual das coisas deu uma ideia clara dos pontos fortes e fracos dos cuidados com a sépsis nos LTC e serviu de modelo para a execução de todo o plano. Outro ponto fraco identificado foi a falta de sensibilização e de conhecimentos do pessoal dos LTC relativamente à sépsis e ao seu impacto nos doentes, se não for gerida atempadamente. Para recolher os dados de base, foi elaborado e distribuído um questionário ao pessoal dos cuidados de saúde prolongados. Com base nos resultados, foram iniciadas sessões de formação intensiva para todo o pessoal, incluindo médicos, enfermeiros e profissionais de controlo de infecções, sobre a intervenção adequada e a remoção da septicemia, as possíveis complicações e o prazo para a implementação do próprio pacote.

3.4.1.2 Quais são os factores de mudança?

A análise do campo de forças é uma técnica útil para a tomada de decisões que ajudou o investigador a analisar o estado atual das coisas e as forças que complementam e resistem à mudança. Uma vez concluída esta análise, a razão por detrás da mudança pode ser identificada com provas para as partes interessadas para qualquer melhoria específica. Esta análise tem vantagens duplas, tais como uma forte tomada de decisão para prosseguir com a mudança e aumentar as hipóteses de sucesso, abraçando as forças de reforço e fazendo planos para combater as forças prejudiciais durante a implementação.

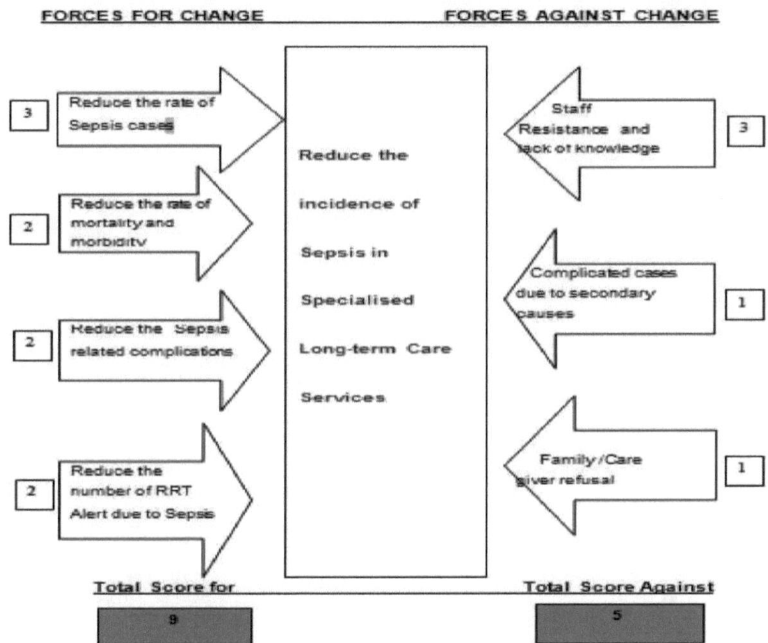

Figura 2: Análise do campo de forças

3.4.2 Planeamento

O planeamento fornece uma ideia clara sobre qual é a mudança pretendida e como vai ser implementada. Esta fase ajuda as partes interessadas a participarem no processo de planeamento, fornecendo contributos relevantes que tornam o processo mais interativo e frutuoso. Piper e Smith explicaram como a abordagem de planeamento deve ser personalizada de modo a que todos os funcionários sejam envolvidos passo a passo para uma mudança bem sucedida e os resultados desejados (Piper & Smith, 1990). O plano fornece um esquema que nos faz visualizar o processo de mudança e ajuda-nos a fornecer indicadores quantificáveis que, por sua vez, nos podem ajudar a medir o sucesso. Esta fase pode ser dividida em três, a saber: criar um compromisso, determinar os pormenores da mudança e desenvolver o plano de implementação (HSE, 2008).

A criação de um compromisso visa alinhar todas as partes interessadas num objetivo comum que, no caso do pacote de medidas para a sépsis, é a melhoria da qualidade dos cuidados de saúde e a melhoria dos serviços que conduzem a resultados alcançáveis. A criação de compromissos só pode ser conseguida quando todos os intervenientes falam a mesma língua ou seguem o mesmo objetivo no processo de mudança. Isto pode ser conseguido parcialmente através da liderança, que precisa de alinhar todas as partes interessadas num plano comum, a fim de alcançar os melhores resultados (Cartwright & Baldwin, 2007). O plano exato para a implementação seria uma mudança nas orientações actuais que pode ser avaliada pelo estado atual das coisas avaliadas pela linha de base da situação atual. A isto deve seguir-se a implementação da mudança sob a forma do pacote de medidas para a sépsis, que deve fazer parte da forma como as coisas são feitas na unidade de implementação. Uma vez que a liderança tenha chegado a acordo sobre a necessidade de mudança, as partes interessadas têm de ser envolvidas na mudança inicial, para que se chegue a um consenso sobre a necessidade de mais mudanças. Isto pode ser conseguido colmatando as lacunas de conhecimentos, atitudes e práticas das partes interessadas. Uma vez implementado o pacote, é necessário auditar a sua conformidade e medir o êxito dos objectivos fixados durante um período de seis meses. O reforço da mudança pode ser feito através da introdução do novo pacote Sepsis Six e das suas vantagens em relação ao sistema atual, de acordo com a atual base de provas, como projeto-piloto nos LTC. Quando os resultados após a implementação estiverem disponíveis, podem ser partilhados após a auditoria com a liderança e as partes interessadas, com provas objectivas do resultado da mudança na gestão da sépsis nos LTC. Muitos dos principais desafios do esforço de implementação realçam os desafios associados à gestão da mudança (Strebel, 1996). Por conseguinte, a fase de planeamento é fundamental para identificar e detalhar os desafios específicos previstos no atual esforço de implementação e para os abordar de forma proactiva numa perspetiva de gestão do risco, a fim de prevenir e/ou evitar que as ameaças associadas façam descarrilar o projeto (Gustafson et al., 2003).

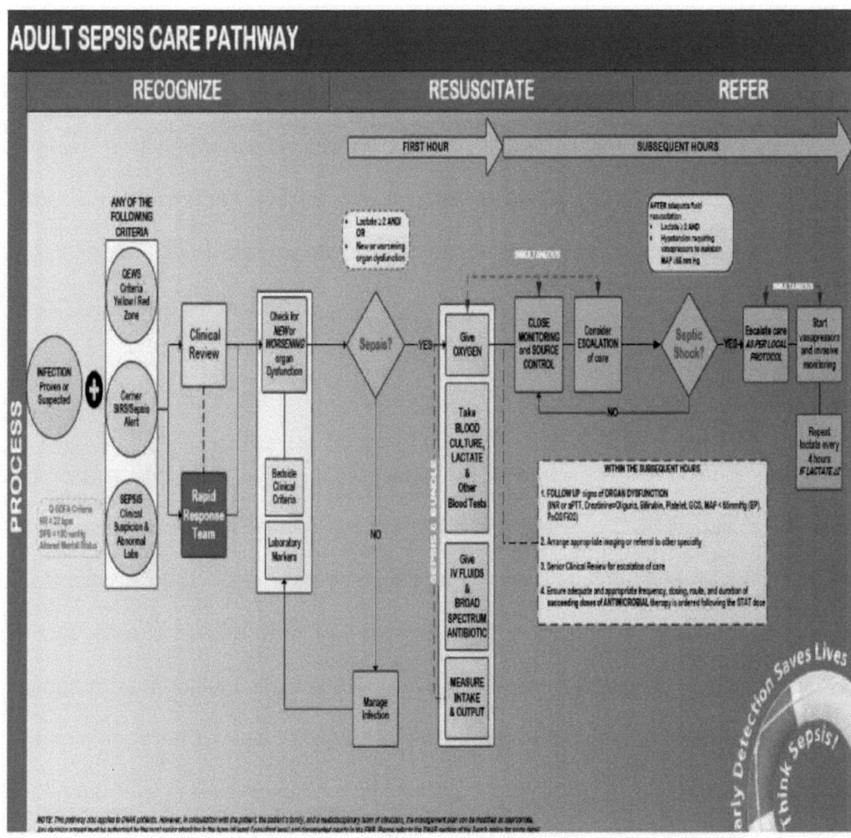

Figura 3: Fluxograma de alto nível adaptado de um programa organizacional de sépsis

3.4.3 Aplicação

A fase de implementação centra-se na aplicação de todos os planos para uma utilização óptima, colocando o plano em prática real, bem como na observação da mudança alcançada de acordo com as metas e objectivos acordados durante a fase de planeamento (Gremyr & Elg, 2014). A chave para o sucesso de qualquer implementação é a compreensão de que a flexibilidade dentro de um determinado quadro tem de ser avaliada e reavaliada à medida que o plano é implementado. Esta é a fase em que o plano é considerado como um documento dinâmico, que deve ser considerado suscetível de ser alterado de acordo com as reacções que a mudança efetivamente provoca no ambiente, sem travar o movimento natural da mudança prevista (HSE, 2008; McAuliffe & Van Vaerenbergh, 2006). A educação e a facilitação são componentes importantes que podem ajudar o investigador a ultrapassar as dificuldades de vencer a resistência à mudança (Kotter, 1998). O ritmo do plano e da implementação foi ajustado de forma a que todo o processo de implementação possa ser alcançado durante um período de seis meses a partir do início do PDO.

3.4.4 Integração

A última fase do modelo de mudança da HSE é a integração, ou seja, realçar os objectivos alcançados no âmbito do PDO e mostrar os méritos e os desafios que foram encontrados com êxito no processo de mudança. Uma vez alcançado este objetivo, todo o processo de manutenção das melhorias acima mencionadas pode ser prosseguido através de uma avaliação incessante e da procura de novas possibilidades de melhoria. A integração proporciona a conclusão de um projeto de mudança e permite que as pessoas avancem para a mudança seguinte, uma vez que se verifica um evento de estagnação quando as pessoas tendem a descansar sobre os louros quando o sucesso é alcançado. Os novos comportamentos têm de ser incorporados na "forma como trabalhamos", o que significa que se tornaram parte da cultura de trabalho e que o pessoal está muito mais consciente do que é necessário quando a integração do estiver concluída. Os cuidados de saúde prolongados são um ambiente muito complexo, mas uma vez obtidos argumentos baseados em provas e resultados equivalentes, a nova mudança tem de ser integrada na ética e na cultura de trabalho da organização. As auditorias clínicas regulares e as avaliações de competências podem fornecer informações contínuas sobre o desempenho, o que é importante para evitar um regresso aos velhos tempos, o que acontece frequentemente em culturas resistentes à mudança. Com base no sucesso do projeto-piloto, toda a ferramenta pode fazer parte das futuras diretrizes sobre sépsis para os LTC, uma vez que todas as iniciativas de qualidade são processos contínuos, de acordo com as iniciativas de melhoria contínua da qualidade na HO. O fosso cultural só pode ser colmatado através de uma atenção constante e de uma comunicação contínua com feedbacks para desenvolver as melhorias já alcançadas.

3.5 Plano de ação

Uma parte integrante do meu papel como médico é assegurar o cumprimento dos objectivos e protocolos estabelecidos de forma a melhorar a qualidade dos cuidados prestados aos doentes dos LTC. Como líder do projeto, a minha tarefa inicial foi selecionar uma equipa adequada para ajudar na implementação do Sepsis Six Bundle proposto. A referida equipa é composta por membros consistentes com os sugeridos pelo Modelo de Melhoria do IHI (Langley et al., 2009). Enquanto clínico principal, este agente de mudança será também responsável por assegurar a formação e educação completas relativamente aos processos da ferramenta e às diretrizes da campanha de sobrevivência à sépsis para a eliminação da sépsis (Dellinger et al., 2013).

Escolhi o modelo HSE para explicar o ODP porque apoia a implementação do projeto, tendo em conta os outros quadros contextuais significativos do sistema. Também fornece orientação em relação aos aspectos dos recursos humanos em termos de acrescentar valor, aumentar a capacidade das pessoas e estar organizado de forma a cumprir os requisitos nacionais. Muitos dos principais desafios do esforço de implementação destacam os desafios associados à gestão da mudança (Strebel, 1996). Por conseguinte, a fase de planeamento é fundamental para identificar e detalhar os desafios específicos previstos no atual esforço de implementação e para os abordar proactivamente de uma perspetiva de gestão do risco para prevenir e/ou evitar que as ameaças associadas façam descarrilar o projeto (Gustafson et al., 2003, p. 200). Estratégias adequadas de mitigação de riscos serão incorporadas no processo de implementação, como evidenciado no plano de divisão do trabalho fornecido no Apêndice C. Detalhes adicionais, tais como as fontes de financiamento do projeto e os requisitos para solicitar esse financiamento, a aquisição de materiais e outros materiais associados, também estão incluídos na fase de planeamento. Também é importante notar que, como a formação da equipa é considerada o próximo passo no processo de implementação, juntamente com a posição deste estudante dentro do LTC como Médico Líder, como o desenvolvedor e defensor da implementação atual, o papel designado pelo uso de um modelo adicional chamado Modelo IHI de concetualista será atribuído a este agente de mudança.

3.5.1 Formação da equipa

De acordo com o IHI (2013), a formação da equipa é uma das etapas mais importantes do processo de implementação e está diretamente associada ao sucesso ou ao fracasso do projeto. De facto, (Langley et al., 2009) salientam que, para além do concetualista, são necessárias funções adicionais na equipa, incluindo indivíduos que possam proporcionar liderança quotidiana, liderança técnica, um patrocinador do projeto e liderança do sistema. Idealmente, quando a mudança está a ser implementada, a equipa deve também incluir um líder clínico (Langley et al., 2009). Um indivíduo pode ocupar vários cargos, e ao grupo central de membros da equipa podem ser delegadas funções adicionais, conforme apropriado. As funções adicionais dos membros defendidas pelo Modelo IHI (IHI, 2013) incluem educador do pessoal, gestor de risco, enfermeiros do pessoal, gestor da melhoria da qualidade e promotor da mudança.

A formação da equipa foi feita após discussão com o diretor executivo e o presidente do departamento. Foram apresentados os pormenores do plano do projeto e o modo de implementação. O Presidente do Departamento de Cuidados de Longa Duração foi nomeado para ser o promotor do projeto e o autor foi colocado como líder clínico com três colegas da minha organização para me ajudarem.

3.5.2 Definição de objectivos

O principal objetivo do projeto é reduzir a sépsis em doentes idosos de longa duração através da introdução de uma intervenção robusta do Sepsis Six Bundle. A transformação destes objectivos em objectivos SMART, incluindo medidas e datas de satisfação, é defendida por Langley (Langley et al., 2009) e pelo Modelo IHI (IHI, 2013), para além do HSE (HSE, 2008). Por conseguinte, foram desenvolvidos os seguintes objectivos SMART:

- Aumentar a taxa de cumprimento dos pacotes de sepsia em 90% até ao final de dezembro de 2016
- Reduzir em 30% os eventos de sépsis debilitante no centro de cuidados até ao final de abril de 2017
- Diminuir em 60% o alerta de resposta rápida relacionado com a sépsis no centro de cuidados até ao final de abril de 2017
- Reduzir em 80%, até ao final de abril de 2017, as transferências para os cuidados intensivos relacionadas com a sépsis no centro de cuidados
- Diminuir a taxa de mortalidade relacionada com a sépsis em 10 % até ao final de abril de 2017.

Antes da implementação do projeto, a equipa estava bem familiarizada com os objectivos acima mencionados e os conceitos eram claros para todos. Foram organizadas sessões educativas e de formação para orientar melhor o pessoal sobre as diferentes fases de implementação do projeto. Inicialmente, foi identificado o número de doentes em situação de LTC e o Sepsis Six Bundle (Anexo D) foi instalado no Cerner eletrónico. Como parte do processo de implementação propriamente dito, foram também identificados vários objectivos secundários necessários para garantir uma tranquila e uma mudança bem sucedida. Por exemplo, é necessário material didático adequado, seminários e subsequente apresentação a todos os intervenientes na organização para apresentar as ferramentas Sepsis Six e a forma como serão utilizadas na organização. Os objectivos da mudança também incluem conteúdos que realçam a incidência/estatísticas em torno da Sepsis e as diferentes diretrizes utilizadas. A formação deve também fornecer uma definição operacional única de sépsis. Devido ao calendário de implementação apertado, a formação deverá estar concluída até 30 de dezembro de 2015. Durante a avaliação dos riscos, caso fosse necessário abordar a resistência dos funcionários através de almoços informais, procurando que os funcionários expusessem as suas preocupações, tal foi concluído até 31 de maio de 2016, em consonância com o feedback sobre a formação. Embora a entrada em funcionamento para uma conformidade a 100% estivesse prevista para 1 de abril de 2017, será realizada uma série de avaliações e auditorias clínicas, tal como descrito no capítulo seguinte.

3.5.3 Estabelecimento de medidas

O Modelo IHI (Langley et al., 2009) defende medidas quantitativas que devem ser pré-determinadas para validar o sucesso da mudança de uma forma confiante. Especificamente, o IHI (2013) salienta a utilização do seu Modelo IHI, que integra três tipos variados de medidas, tais como medidas de equilíbrio, de processo e de resultados. Isto é consistente e satisfez os objectivos SMART identificados acima, que combinam diretamente medidas de processo e de resultados e integram indiretamente medidas equilibradas. Acredita-se ainda que as medidas aqui identificadas são realistas.

3.5.4 Formalização da mudança

O esforço de implementação atual é um esforço que afectará diretamente vários aspectos da organização dos LTC em termos de fluxo de trabalho do pessoal, ambiente de trabalho e, mais importante ainda, uma mudança na prestação de cuidados aos doentes, a que o Modelo IHI se refere como uma mudança nos serviços. Como se trata de uma mudança a nível de toda a instituição, uma caraterística fundamental dos requisitos de implementação e da gestão de riscos associados à mudança será a garantia de que todo o pessoal, sem exceção, seja formado com sucesso (Langley et al., 2009). Embora possa ser fácil integrar a mudança simplesmente instruindo todo o pessoal, isso pode não trazer a mudança persistente em toda a organização. É fundamental que, ao mesmo tempo que se formaliza a mudança, se siga uma abordagem abrangente para a implementação da mudança, tal como se detalha no diagrama de trabalho no Apêndice C.

3.5.5 Testar a alteração

A caraterística fundamental de qualquer mudança é testar a mudança em estudo a partir de múltiplas perspectivas, incluindo a viabilidade e a eficácia, na abordagem planear-fazer-estudar-agir integrada no Modelo IHI (Langley et al., 2009). Por conseguinte, a fim de acelerar a implementação total da mudança, será desenvolvido um programa-piloto abreviado para ser testado com um subconjunto de médicos afectos a um pessoal de apoio administrativo. Na sequência de um exame estatístico rigoroso dos resultados dos pacientes-piloto, bem como dos resultados dos inquéritos efectuados ao pessoal envolvido, serão identificadas e integradas na mudança quaisquer revisões necessárias do plano ou do processo, antes da implementação total em toda a instituição, integrando o protocolo "act" do IHI.

3.5.6 Implementação da mudança

Muitos modelos de melhoria incorporam um esforço de implementação iterativo, exigindo uma implementação e avaliação contínuas como objetivo de acelerar o processo de mudança. Isto promove um ambiente de aprendizagem e conhecimento mais forte, uma vez que o pessoal se baseia no que já foi aprendido e que pode ser acrescentado à iteração seguinte (Langley et al., 2009). À semelhança de muitas mudanças relacionadas com os cuidados de saúde, a simples adição de um autocolante de lembrete e os protocolos que rodeiam a sua colocação inicial têm o potencial de apenas promover vantagens mínimas sem avaliar a utilização a longo prazo dessa ferramenta de conformidade pelos membros do pessoal, assegurando a utilização correta do e o desenvolvimento da avaliação do pacote nos cuidados aos doentes com Sépsis precoce. Por conseguinte, acredita-se que a natureza iterativa da implementação da mudança promoverá a identificação da melhoria contínua do processo, através das fases de formação de hábitos da exposição prolongada ao sistema de alerta. Acredita-se que isto ajudará a incorporar com êxito uma formação nova e, eventualmente, simplificada para os novos funcionários, assegurando simultaneamente que o objetivo do projeto continua a ser alcançado com êxito.

3.5.7 Difundir a mudança

Um dos aspectos mais interessantes de qualquer implementação de mudança, particularmente no que diz respeito aos cuidados aos doentes, é a capacidade de transmitir os sucessos de uma organização para outra. Isto é consistente com as estratégias defendidas pelo Modelo IHI (Langley et al., 2009), que recomenda que os sucessos de um ambiente sejam difundidos para outro, com o mesmo modelo do Modelo IHI já a assegurar a melhoria. O investigador acredita nas lições aprendidas e nos sucessos alcançados no

LTC. Além disso, houve um declínio considerável no número de casos de sépsis que, por sua vez, reduziu as morbilidades, mortalidades e outras complexidades associadas. Também serviu como uma medida de redução de custos, reduzindo as despesas hospitalares - com a introdução do Sepsis Six Bundle, a transferência do hospital para cuidados superiores.

3.6 Aprovação ética

O Centro de Investigação Médica da minha instituição no Qatar concedeu a aprovação ética para a realização do projeto (IRB# 16301).

3.7 Conclusão

Em conclusão, o modelo de mudança para a implementação do pacote de cuidados com a sépsis é uma fase importante em qualquer PDO, uma vez que o modelo escolhido pode fazer a diferença entre o sucesso e o fracasso do projeto, especialmente nos LTC. A mudança implementada baseou-se no modelo de mudança HSE (HSE, 2008), bem como no modelo de cuidados IHI (Langley et al., 2009). Os problemas de uma implementação bem sucedida podem ser identificados precocemente se for possível adaptar um modelo de mudança adequado, o que resultará numa transição suave do plano para a implementação, poupando assim tempo e recursos, tal como abordado pelo investigador nos dois capítulos seguintes. O capítulo seguinte centrar-se-á na avaliação pós-implementação, que fornece a avaliação objetiva do sucesso e da viabilidade do PDO no contexto da OC.

Capítulo 4
Avaliação do projeto

4.1 Introdução

Todas as melhorias requerem mudança; a chave para uma mudança bem sucedida é a avaliação. Este capítulo começa com uma discussão sobre o significado da avaliação dos cuidados de saúde, que é um meio através do qual os agentes de mudança podem avaliar o processo de mudança através da recolha e análise de dados (Ovretveit, 1998) e, em seguida, decidir sobre as áreas a rever e desenvolver (HSE, 2008). Segue-se uma panorâmica dos métodos de recolha de dados e dos tipos de avaliação utilizados neste projeto. Os resultados da avaliação e as principais conclusões são apresentados e analisados. A implementação para disseminar a aprendizagem do projeto é delineada antes de se resumir e concluir.

4.2 Importância da avaliação dos cuidados de saúde

A avaliação é de importância fulcral nos cuidados de saúde, fornecendo as provas necessárias para uma tomada de decisão eficaz a todos os níveis do sistema e em todas as áreas da prestação de cuidados (Butler, 2002). Os vários métodos objectivos de avaliação incluem as avaliações de processos, formativas e de impacto. A avaliação do processo analisou a deslocação do pessoal para participar nas sessões educativas e na formação sobre o pacote de medidas relativas à septicemia, o número de eventos de septicemia nos cuidados de longa duração, o número de alertas de resposta rápida iniciados nas unidades de saúde e também o número de transferências para cuidados adicionais. A avaliação formativa determinou se o tempo dedicado ao programa contribuiu ou não para o início dos componentes do pacote de sepsia, para a taxa de cumprimento do pacote e para a redução da mortalidade. O impacto foi avaliado através de resultados de inquéritos que comparavam as respostas pré e pós-inquérito. Hodges e Videto (Hodges & Videto, 2011) identificaram a avaliação do impacto como sendo a capacidade de o cumprimento da educação sobre a sépsis provocar os objectivos pretendidos a curto prazo de mudança de comportamento e de identificação precoce da sépsis com confiança no pessoal clínico do hospital . As avaliações de processo incluem anúncios formais, comunicações para os programas de educação e comunicações entre funcionários. A avaliação formativa é o meio de abordar a oportunidade dos cuidados, dado o facto de os pacotes serem sensíveis ao tempo e serem utilizados como indicadores de desempenho durante a avaliação da implementação. A campanha de sensibilização para a sépsis incluiu o rastreio de todos os doentes adultos no início e no fim de cada turno, a fim de identificar quaisquer casos de sépsis precoce pelo critério SIRS. Incluiu também a recolha imediata de sangue para hemograma, cultura e contagens repetidas de lactato, se necessário, a fim de documentar a evolução do processo da doença no laboratório interno do hospital.

Workshops de sensibilização que ajudaram a aumentar as competências e os conhecimentos do pessoal envolvido na identificação precoce das alterações dos sinais vitais que podem alertar o sistema de pontuação de alerta precoce que pode alertar para eventos de sépsis iminente. A avaliação dos resultados do inquérito pode ser afetada pelas campanhas de sensibilização anteriores realizadas na organização como parte dos programas obrigatórios de controlo de infecções para prevenir as IACS. Após os inquéritos de sensibilização, a mudança mais significativa observada foi a capacidade de os enfermeiros identificarem sinais precoces de sépsis na população de LTC, uma vez que estão em contacto constante com os doentes. Outras melhorias significativas registadas foram o nível de confiança auto-referido do pessoal clínico na identificação precoce da sépsis utilizando os 6 pacotes da sépsis, a obtenção de valores laboratoriais para diagnosticar a sépsis e a implementação dos pacotes da campanha "Surviving Sepsis". Os resultados do projeto foram compilados para ajudar a fornecer informações sobre os "temas, padrões e estruturas que surgiram no texto" (Terry, 2011, p. 175). Um resumo dos resultados indica que as instalações de longa duração se tornaram mais evidentes na redução da sépsis através de um maior cumprimento (Anexo D). A recolha de dados futuros irá aumentar a necessidade de formação contínua sobre a sépsis a nível organizacional.

O programa de sépsis no HO do investigador foi concebido para fornecer um sistema de rede de segurança em toda a organização para sensibilizar, melhorar o reconhecimento e a resposta a doentes sépticos e, em última análise, reduzir a taxa de mortalidade em toda a organização. Recomendo uma avaliação periódica para apoiar a melhoria contínua da qualidade em relação à implementação do projeto de cuidados com a sépsis. O principal objetivo deste documento é delinear o processo de avaliação do percurso da sépsis nas instalações hospitalares de longa duração. Isto inclui a metodologia, o processo de recolha de dados, os cálculos das medidas a utilizar como Modelo Lógico: Situação (envolvimento das partes interessadas) - Entradas - Saídas - Resultados - Impacto do projeto.

Os objectivos desta avaliação consistem em determinar se os resultados dos doentes e as taxas de conformidade percentual são aceitáveis de acordo com as normas internacionais, bem como as melhorias ao longo do tempo nas medidas de resultados e processos. Os dados (2015) da codificação das altas na minha organização sugerem que são admitidos anualmente quase 1000 casos de sépsis. Ao longo do ano, tem-se verificado que a incidência de sépsis está a aumentar, com taxas de mortalidade que variam entre 20% e 50%, sobretudo no caso da sépsis grave e do choque sético (Levy et al, 2012). O estudo realizado pela University of California and San Francisco Collaborative (USCF) mostrou um declínio na taxa de mortalidade por sépsis em nove hospitais, de 28% em junho de 2008 para 15% em abril de 2011. Em julho de 2013, a taxa situava-se nos 14%. A análise do programa indicou uma retenção de 56% do investimento. O North Shore-LIJ obteve resultados semelhantes, baixando a sua taxa de mortalidade por sépsis de 31,5 por cento em 2009 para 15,1 por cento. Entretanto, a Intermountain conseguiu 80% de conformidade com o pacote de tratamento do sistema; a Intermountain diminuiu a taxa de mortalidade para cerca de 9% em 2011, salvando 362 vidas em relação à linha de base durante o período de quatro anos. O cumprimento está independentemente associado a melhores resultados, como uma redução de 40% nas probabilidades de morte no hospital com o pacote Sepsis Six de 3 horas e de 36% para o pacote de 6 horas (Rhodes et al, 2015). O aumento da conformidade com os pacotes de desempenho da sepse foi associado a uma redução de risco relativo de 25% na taxa de mortalidade (Levy et al, 2014). Três grandes ensaios clínicos randomizados e controlados multicêntricos em todo o mundo descobriram que a EGDT não reduziu a mortalidade por todas as causas no choque sético precoce, particularmente quando se utiliza um cateter venoso central (CVC) para monitorizar a pressão venosa central (PVC) e a oxigenação venosa central (ScvO2) (The ARISE Investigators e ANZICS Clinical Trials Group, 2014). O modelo de mudança do HSE salienta a importância de avaliar os projectos de melhoria dos cuidados de saúde e de analisar e divulgar os resultados para garantir a aprendizagem organizacional (HSE, 2008).

4.3 Métodos de recolha de dados

Os dados primários foram recolhidos para a implementação do projeto-piloto através de uma série de grupos de discussão e da análise de conteúdo dos registos de supervisão. Ao selecionar o método de recolha de dados, o investigador analisou o método quantitativo que requer valores numéricos de uma pessoa, organização ou evento, enquanto o método qualitativo procura registar e compreender as experiências das pessoas e o significado que dão aos eventos e ao comportamento (Lazenbatt, 2002). Nas abordagens de métodos mistos, os dados são recolhidos tanto numérica como textualmente, de modo a que a base de dados final represente tanto informação quantitativa como qualitativa. Esta metodologia ganhou proeminência nas ciências sociais e humanas (Creswell et al., 2003). Nos cuidados de saúde, a prática do trabalho multidisciplinar obriga à utilização de abordagens de métodos mistos devido a um pluralismo mais alargado. Reconhecendo que todos os métodos podem produzir dados fiáveis e válidos (Lazenbatt, 2002), bem como possuir limitações e preconceitos específicos, o autor optou por uma abordagem de método misto, que, se colocada num continuum entre o quantitativo e o qualitativo (Creswell et al., 2003), tende a ser de natureza mais qualitativa. O investigador foi influenciado por (Lazenbatt, 2002), que apresentou o ponto de vista de que a tradição quantitativa reflecte uma abordagem de cima para baixo, em que as intervenções são feitas a participantes descritos como sujeitos, enquanto que na tradição qualitativa, os participantes são vistos como colaboradores, pessoas conhecedoras com interesse na utilidade dos resultados. O investigador considerou que a tradição qualitativa estava mais alinhada com as caraterísticas colaborativas e participativas de uma abordagem de DO à mudança (McAuliffe & Van Vaerenbergh, 2006). Além disso, o investigador foi (Ovretveit, 1998) influenciado pela afirmação de que a metodologia de investigação qualitativa pode fornecer informações ricas sobre o processo e os resultados, proporcionando uma melhor compreensão não só do "se", mas também de como e porquê determinadas intervenções atingiram os seus objectivos. Este projeto de implementação centra-se quantitativamente nos doentes admitidos em LTC com sépsis e septicemia que foram identificados e geridos com o sepsis bundle. O período de estudo foi de 1 de maio de 2015 a 30 de abril de 2017. Os primeiros seis meses foram designados como fase de base (primeiro quartil), seguida da fase de seis meses de formação (segundo quartil). Os quatro quartis sucessivos foram designados como fases de Melhoria da Qualidade (QI). O hospital do investigador tem seis Unidades de Longa Duração com 200 doentes, entre as quais três unidades com 100 doentes foram consideradas para pilotar este projeto. Três unidades foram classificadas como tendo um modelo de cuidados de sépsis, em que a implementação do bundle foi liderada pelo médico campeão, com a iniciação do bundle na equipa multidisciplinar focada na longa duração. Os dados dos doentes foram recolhidos e introduzidos na base de dados de qualidade do departamento de cuidados de saúde durante o período do projeto.

4.4 Tipos de avaliação

Ovretveit descreveu vários tipos de avaliação, incluindo avaliações formativas e sumativas (Ovretveit, 1998). A avaliação formativa envolve a recolha de dados durante o projeto, que pode ser um feedback com o objetivo de o melhorar, enquanto a avaliação sumativa envolve a medição retrospetiva dos resultados em relação aos objectivos. McNamara et al. sugerem que ambas as formas de avaliação são necessárias ao desenvolver um programa e a avaliação deste projeto incorpora elementos de ambas (Crossley & McNamara, 2010). Em termos de avaliação formativa, o inquérito realizado antes da formação de sensibilização para a sépsis e da educação sobre a sépsis ajudou o investigador a adaptar o seminário às necessidades básicas identificadas. O grupo de discussão, que se seguiu ao workshop, ajudou a equipa a procurar recursos adicionais para participar na Campanha da Sépsis. A discussão do projeto nas reuniões mensais da equipa do departamento serviu de fórum para partilhar o feedback sobre a implementação do projeto. Este feedback foi utilizado para introduzir melhorias no projeto à medida que este ia sendo implementado e para resolver quaisquer barreiras à sua implementação total. Foi realizada uma avaliação sumativa no final de abril de 2017, em que o projeto foi avaliado em função da realização do seu objetivo e dos cinco objectivos declarados.

4.5 Resultados da avaliação

Esta secção apresenta as principais conclusões da avaliação deste projeto. Lazenbatt define a avaliação como "um método para medir a medida em que um conjunto de acções atinge os seus objectivos declarados". Os resultados centram-se na medida em que os seis objectivos do projeto foram alcançados, apresentando resultados quantitativos e qualitativos (Lazenbatt, 2002). Estes resultados são seguidos de uma análise dos resultados. O fluxo atual da gestão da sépsis na unidade de cuidados continuados do hospital do autor é apresentado a seguir. Após a criação de uma equipa multidisciplinar no contexto atual, a abordagem existente à sépsis é reavaliada. A tarefa foi igualmente partilhada pelos membros da equipa e verificou-se que a reanimação precoce e o processo estão a demorar mais de uma hora. Por conseguinte, a equipa concentrou-se no reforço positivo entre o pessoal da unidade e na introdução de um pacote de medidas para a sépsis, a fim de facilitar o processo e reduzir o tempo gasto na gestão da sépsis.

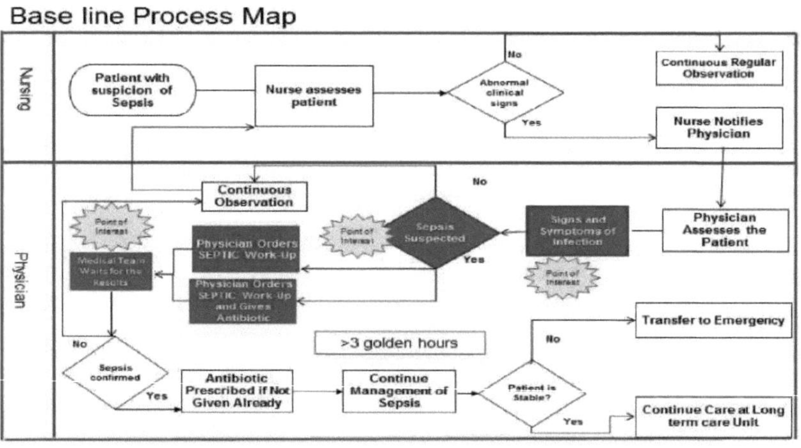

Figura 4: O mapa do processo de base adotado pela organização, mostrando o fluxo de deteção e gestão da sépsis.

O mapa de processos acima apresentado explica claramente o percurso de base dos cuidados na unidade de cuidados continuados antes da implementação do projeto do Sepsis Six Bundle, baseado em provas, para combater a sépsis precoce. As caixas vermelhas indicam que existiam processos prolongados para estabelecer a sépsis, o que atrasou o tratamento da sépsis na atual unidade de cuidados continuados.

Objetivo: 1

Aumentar a taxa de cumprimento do pacote Sepsis Six em 100% até ao final de abril de 2017. Foram utilizados métodos quantitativos e qualitativos para avaliar a consecução deste objetivo. A literatura mostra que atingir 100% de cumprimento do bundle da sépsis pode reduzir significativamente a morbilidade e a mortalidade (Gao et al., 2005). Quantitativamente, o investigador analisou que trinta em trinta ou 100% dos membros da equipa assistiram à apresentação. O membro da equipa que não pôde estar presente participou posteriormente na segunda sessão de formação com a equipa de investigação. Qualitativamente, o investigador realizou um breve grupo de discussão no final da apresentação para obter feedback sobre a consciencialização e as opiniões sobre como poderíamos cumprir estes requisitos. Posteriormente, o investigador efectuou uma auditoria utilizando a lista de verificação do pacote de sepsis (Anexo E), contendo o número de doentes com lactato, cultura de sangue testada, antibiótico e FIV administrados no prazo de 60 minutos após a identificação como numerador/número total de doentes com sepsis como denominador. A conceção pormenorizada da avaliação do Sepsis Six Bundle é apresentada no Anexo F.

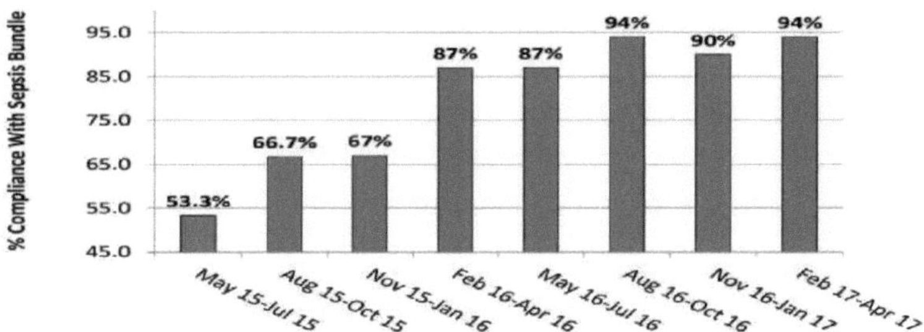

Figura 5: Representação gráfica do cumprimento do Sepsis Six Bundle.

Para atingir 100% de conformidade com o pacote Sepsis Six, os componentes da monitorização do pacote devem melhorar a conformidade com os antibióticos (Anexo B), as hemoculturas e a medição do lactato sérico no período de uma hora. O resultado mais surpreendente dos dados é revelado pelo gráfico de Pareto relativamente ao incumprimento do Sepsis Bundle (Levy et al., 2004). Pensa-se que a falta de sensibilização do pessoal clínico para o Bundle Sepsis e as falhas de comunicação quando aprovado são 80% da causa que leva ao desenvolvimento da Sepsis. Assim, a equipa centrou-se na melhoria da sensibilização para pacote de sepsis através de um programa de educação de diferentes níveis no período de intervenção.

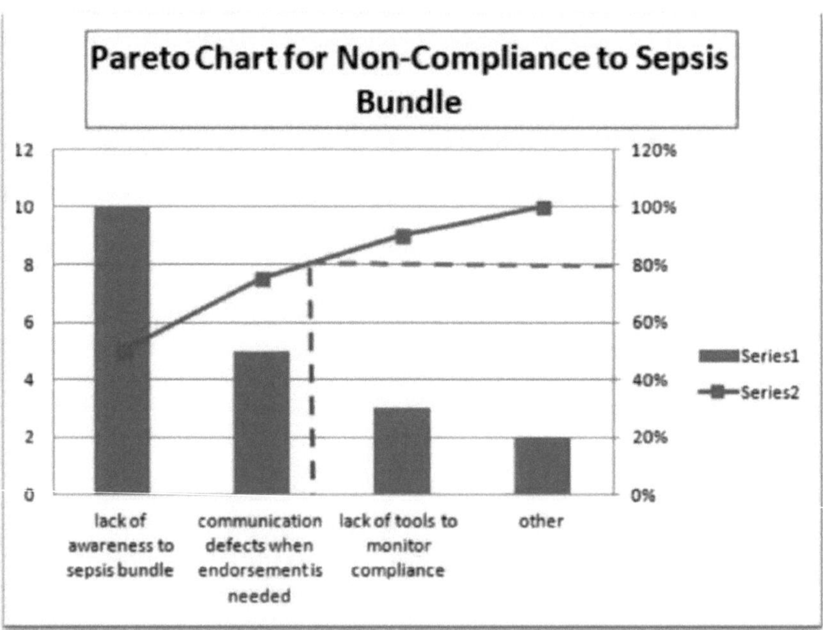

Figura 6: Representação gráfica dos motivos de identificação do não cumprimento do Sepsis Six Bundle.

Objetivo 2: Diminuir o alerta de resposta rápida (RRT) relacionado com a sépsis no centro de cuidados em 60% até ao final de abril de 2017.

Foram utilizados métodos quantitativos e qualitativos para avaliar a realização deste objetivo. Os dados de base foram recolhidos através de revisões retrospectivas de prontuários. Todas as revisões de prontuários foram completadas pela equipa do projeto durante um período de 4 meses. Foi desenvolvida uma folha de cálculo de recolha de dados para registar a informação extraída do registo médico eletrónico do hospital (Cerner). Os dados foram utilizados para descrever as análises estatísticas. As estatísticas descritivas e inferenciais foram calculadas pelo analista de qualidade em cuidados de longa duração. Para efeitos de determinação do caso, a data e a hora da TSR foram recolhidas para todos os doentes com TSR que estavam corretamente documentados. As comparações foram feitas utilizando métodos qualitativos para aqueles que receberam TRS, analisando os critérios de chamada centrados no feedback sobre a implementação do projeto. Quantitativamente, o autor calculou a percentagem de alertas de TSR ocorridos antes e depois do período de intervenção com base nos dados. Nas reuniões de qualidade, os membros da equipa analisaram continuamente a fundamentação do projeto e a competência do pessoal na utilização da pontuação de alerta precoce e o alerta de RRT foi procurado sobre o impacto do projeto na melhoria eficaz da redução da septicemia.

Quadro 3: Processo de avaliação da RRT

Clinical Review or RRT Call	Process	Percentage of Sepsis Cases for whom Clinical Review team(CRT) or Rapid Response Team(RRT) called	Number of CRT or RRT calls for Sepsis cases / Total no. of Sepsis Alerts	

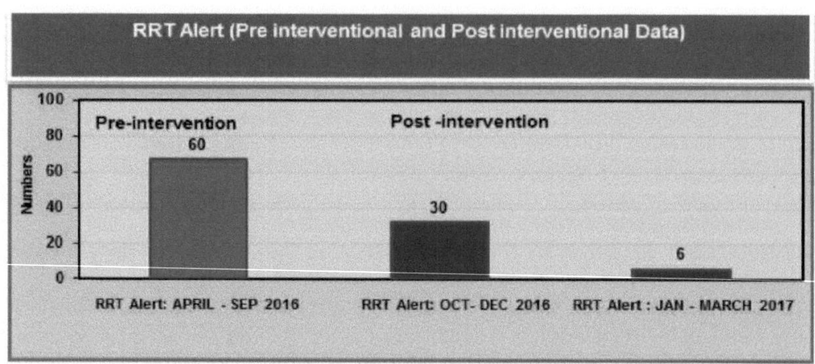

Figura 7: Representação gráfica do alerta de resposta rápida relacionado com a sépsis.

Tabela 4: Medidas de RRT:

Measure	Goal	Type
RRT 1 - Codes per 1000 cases	Decrease 60%	Outcome
RRT 2 - Utilization of Rapid Response Team in sepsis	Increase baseline	Process

Quando o alerta SIRS/Sepsis é acionado no Sistema de Registos de Saúde Electrónicos (EHRS), o enfermeiro responsável deve solicitar uma revisão clínica urgente ou a ativação de uma Equipa de Resposta Rápida (RRT) para os casos em deterioração. A revisão clínica ou a RRT deve então avaliar o estado geral do doente, confirmar o diagnóstico de sépsis e ativar a via da sépsis.

Objetivo 3: Diminuir em 30% os eventos de sépsis debilitante no centro de cuidados até ao final de abril de 2017.

Isto foi estabelecido por intervenções no âmbito do Sepsis Six Care Bundle que devem ser realizadas na primeira hora após a identificação da sépsis e que incluem a prescrição de antibióticos de largo espetro intravenosos empíricos "estat" no prazo de 60 minutos após o reconhecimento da sépsis, depois de garantir a realização de hemoculturas (bem como de outras culturas pedidas), oxigenoterapia adequada, medição do lactato em série e fluidoterapia. O período de tempo foi medido desde o alerta de SIRS até à administração de antibióticos, em minutos, nas instalações especificadas. Os dados foram medidos em relação à lista de verificação que foi documentada eletronicamente em casos de sépsis. As mudanças bem sucedidas na melhoria da conformidade com a sepsis six devem-se ao facto de a equipa ter revisto o mapa do processo de base e eliminado a etapa de desperdício, tendo também introduzido uma forma direta de rastreio da sepsis pelo médico com a ferramenta de implementação denominada sepsis six bundle, o mais cedo possível.

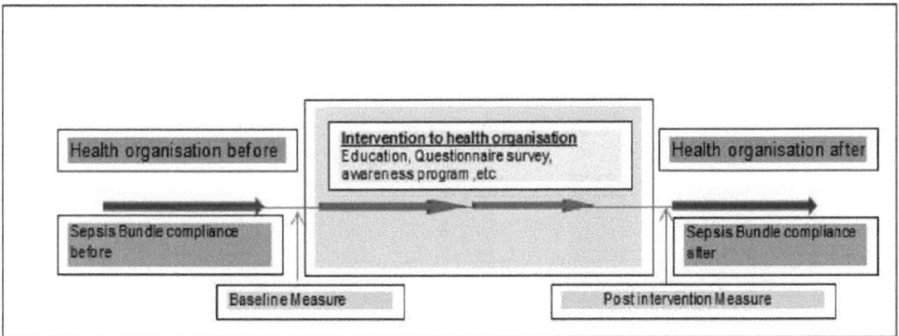

Adapted from Ovretveit, J. (2002). Action evaluation of health programmes and changes.

Figura 8: Avaliação do modelo de caixa para medir eventos de sépsis (Davies, 2002).

O reconhecimento precoce da sépsis é essencial para a implementação dos feixes de cuidados sensíveis ao tempo recomendados. As orientações recentemente revistas sobre a sépsis sublinham a importância do reconhecimento precoce com uma nova recomendação para o rastreio de rotina dos doentes para a sépsis.

Objetivo 4: Reduzir em 80%, até ao final de abril de 2017, a transferência para os cuidados intensivos relacionada com a sépsis no centro de cuidados. O método de avaliação é mencionado a seguir

Quadro 5: Processo de avaliação da transferência relacionada com a sépsis

Transferred to Higher level of care	Outcome	Percentage of patients with Sepsis transferred to higher level of Care(HLC)	No. of Septic patients who were transferred to HLC / Total number of patients with	

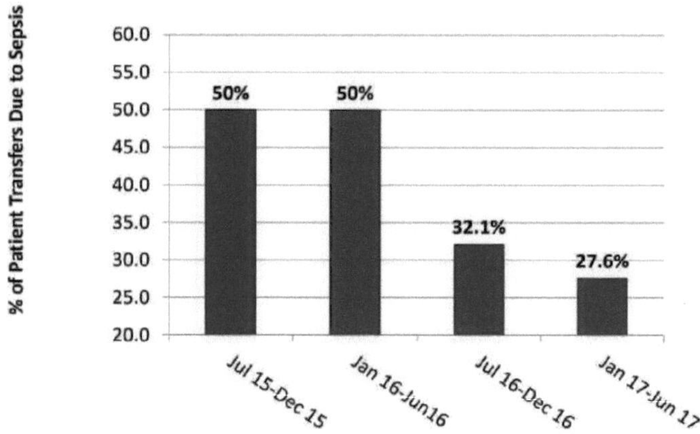

Figura 9: A tendência de transferência de doentes para um nível superior.

Objetivo 5: Diminuir a taxa de mortalidade relacionada com a sépsis em 10 % até ao final de abril de 2017.

Este valor foi medido em percentagem, considerando o número de mortes relacionadas com a sépsis / número total de mortes em cuidados de longa duração num período específico *100. Foi medida da seguinte forma.

Quadro 6: Processo de avaliação da mortalidade

In Hospital Mortality rate for Sepsis pts	Outcome	Percentage of patients who died due to sepsis as primary cause of death	Number of patients who die in hospital with confirmed sepsis divided by the number of patients identified with Sepsis	

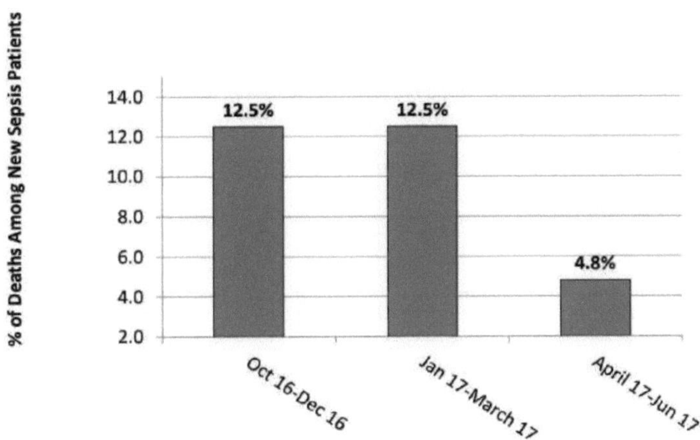

Figura 10: Representação gráfica do rácio de mortalidade por sepsis

4.6 Métodos de avaliação propostos para os objectivos a curto prazo

A avaliação dos objectivos a curto prazo tem de ser considerada como uma meta necessária, especialmente quando se procede à análise qualitativa do CAP e das próprias diretrizes clínicas, o que inclui o envolvimento de todas as partes interessadas (Al Hamad & Sulaiti, 2016). Este facto é ainda apoiado por Crossley et al. quando publicaram que a utilização de linhas de base era um aspeto importante que ajudava a identificar conclusões positivas baseadas no conhecimento (Crossley & McNamara, 2010). Por conseguinte, com base no modelo de avaliação proposto por Weiss et al (2008), os objectivos a curto prazo, que incluíam a formação do pessoal, a sensibilização e a implementação do programa-piloto, tiveram de ser avaliados de acordo com o plano de ação descrito. O facto de este ser apenas um representante do nível detalhado de avaliações sugerido para esta implementação; recomenda-se uma série mais abrangente de avaliações para reunir provas ao nível da profundidade. Deve-se notar ainda que os planos de ação a seguir são considerados como dados extras para a Estrutura de Divisão de Trabalho fornecida no Apêndice C, que se baseia apenas no modelo lógico estrutura para avaliação e implementação. Em 2002, a Society of Critical Care Medicine, a European Society of Intensive Care Medicine e o International Sepsis Forum formaram uma aliança para criar a Surviving Sepsis Campaign com o objetivo de reduzir a mortalidade global relacionada com a sépsis (Halpern et al., 2014) na Society of Critical Care Medicine.

4.7 Plano de divulgação

A importância de aprender com os projectos de melhoria é enfatizada pelo modelo de mudança HSE (HSE, 2008), e a importância das organizações de aprendizagem é um tema consistente do desenvolvimento organizacional (Best et al., 2012; Greenfield et al., 2009; Harlos, Tetroe, Graham, Bird, & Robinson, 2012). Os resultados agregados da avaliação e das auditorias foram apresentados no Dia da Sépsis Organizacional e nas reuniões da equipa de Qualidade do departamento, à medida que foram sendo disponibilizados durante o projeto, e foram utilizados para orientar as alterações ao design e ao processo de melhoria da qualidade.

As questões sistémicas identificadas foram analisadas em reuniões contínuas das partes interessadas e foi apresentado um resumo dos resultados da avaliação na reunião de encerramento do projeto, que foi utilizada para planear a avaliação contínua e identificar lacunas de informação. McNamara et al (Crossley & McNamara, 2010) incentivam os avaliadores a considerar as implicações de longo alcance dos seus programas para além do contexto e do tempo em que são implementados.

4.8 Resumo e conclusão

Este capítulo começou com uma discussão sobre o significado da avaliação no âmbito dos cuidados continuados. Seguiu-se uma visão geral dos métodos de recolha de dados e dos tipos de avaliação utilizados neste projeto. Os resultados da avaliação e as principais conclusões foram apresentados e analisados. O plano para disseminar a aprendizagem do projeto foi delineado. O capítulo final é uma discussão crítica sobre a experiência de liderar o processo de DO e uma análise do impacto do projeto. Este projeto começou com uma avaliação das necessidades e com o contributo das partes interessadas. O programa centrou-se no cumprimento da implementação do pacote de seis medidas relativas à sépsis e na sua formação para a identificação precoce dos sinais de sépsis e dos valores laboratoriais, bem como nas diretrizes da campanha "Sobreviver à Sépsis". Foi ministrado ao pessoal clínico dos cuidados continuados deste hospital de referência da JCI. O projeto foi avaliado através de avaliações de processo, formativas e de impacto e partilhado com a administração. Espera-se que este projeto tenha um impacto organizacional e contribua para melhorar a prestação de serviços. Este projeto também me permite desenvolver competências de planeamento, avaliação e medição do seu impacto organizacional. O próximo capítulo apresentará uma análise do processo de implementação no contexto da liderança, com base numa abordagem fundamentada para integrar a literatura atual e a gestão da mudança com o projeto de implementação, de modo a culminar numa abordagem eficaz para melhorar significativamente o número de casos de Sépsis que afectam os nossos doentes, de acordo com os objectivos SMART identificados anteriormente no Capítulo 1.

Capítulo 5

Discussão e conclusão

5.1 Introdução

Este capítulo final começa com uma discussão crítica sobre a experiência adquirida ao liderar o processo de OD. Segue-se uma análise crítica do impacto do projeto. Os pontos fortes, as limitações e as recomendações do projeto para melhorias futuras são delineados antes de se resumir e concluir a investigação. O PDO é uma medida ativa dos planos de avaliação apresentados, que foi o resultado de uma abordagem abrangente para identificar os desafios nos cuidados de saúde. É um facto inegável que este PDO foi concebido pela liderança e pelo agente de mudança devido à necessidade de abordar o aumento da incidência de sépsis em doentes idosos de longa duração no contexto dos cuidados de longa duração. Os argumentos apresentados baseiam-se no pressuposto de que o PDO foi bem sucedido, com base na avaliação feita no capítulo anterior; este capítulo apresentará uma análise crítica das várias implicações da atual implementação, de modo a culminar numa abordagem eficaz para reduzir significativamente o número de eventos de sépsis que afectam os nossos doentes, de acordo com os objectivos SMART identificados anteriormente no Capítulo 1. Mas o objetivo final é reduzir a incidência da sépsis como um método consistente com a melhoria contínua da qualidade na prestação de cuidados de saúde, as implicações do projeto vão para além da melhoria dos cuidados prestados aos doentes, abrangendo implicações para a organização, para a prática clínica e para esta liderança clínica como médico de LTC. Além disso, o próprio projeto é levado a cabo com uma variedade de pontos fortes e fracos, tanto na "abordagem ao plano" como no processo de implementação. Finalmente, serão apresentadas recomendações para a Fase 2 do projeto.

5.2 Partes interessadas e teoria

Uma questão importante neste projeto foi o papel do investigador como novo líder clínico, uma pessoa sem uma relação pré-existente com as duas partes interessadas e de grande influência, ou seja, a equipa de serviço social e a direção. Esta secção é uma discussão crítica da experiência do investigador na liderança do processo de DO nestas circunstâncias e centra-se em três questões de importância central, tais como a criação de confiança, o desenvolvimento de relações de trabalho em colaboração e a utilização da teoria da liderança.

5.3 Aplicação no trabalho quotidiano

O reconhecimento precoce da septicemia e a aplicação de terapêuticas baseadas em evidências são acções que melhoram os resultados e diminuem a mortalidade. Apesar do aumento da incidência e da prevalência da sépsis nos idosos e do grave prognóstico associado ao choque sético em doentes idosos, a sensibilização continua a ser baixa, o que é ainda agravado pelo facto de a sépsis ser grosseiramente subdiagnosticada quando o potencial de reversibilidade é elevado. Os sinais de infeção e de disfunção orgânica podem ser subtis e o reconhecimento da sépsis em idosos com múltiplas co-morbilidades pode ser difícil. A utilização de uma ferramenta de rastreio da sépsis para identificar precocemente a sépsis nos cuidados de longa duração pode ajudar a otimizar a segurança desta população. A realização de sessões de simulação utilizando a ferramenta e a atuação em caso de rastreios positivos de sépsis pode levar à proficiência do utilizador na avaliação dos residentes e a uma melhor comunicação com os prestadores de cuidados médicos. A incorporação de uma ferramenta de rastreio da septicemia no registo eletrónico de saúde pode potencialmente ajudar a identificar precocemente a septicemia, com uma gestão e resultados clínicos precoces.

5.4 Implicações do projeto no contexto organizacional

O atual projeto de implementação traz consigo implicações positivas inovadoras para os cuidados de saúde, como uma poupança de custos de 30%, que pode ser projectada com base na diminuição da utilização de recursos associados ao choque sético. Qualquer caso que evolua para choque sético constitui um encargo adicional especialmente nos casos que requerem ventilação mecânica. Estes casos representam um dilema ético para os médicos que efectuam procedimentos altamente invasivos em doentes já debilitados. Este fator deve ser considerado na classificação de segurança associada dos LTC no âmbito das estatísticas de segurança do NHS relativamente às IACS e à sépsis em particular. Por fim, o projeto atual colocará os LTC no papel de líderes nos protocolos globais de gestão e prevenção da sépsis quando as avaliações finais forem recebidas e analisadas, e a fase final do Modelo IHI (Langley et al., 2009), que dissemina a mudança, for iniciada ao nível da organização.

5.5 Implicações do projeto na prática clínica

O destaque do investigador ao empreender esta viagem de melhoria da qualidade tem a sua raiz no facto de que a implementação de programas eficazes que se tornam relevantes ultrapassa a barreira da evidência versus prática e integra as melhores práticas actuais nos contextos clínicos (Brunkhorst et al., 2008). Daí a relevância deste PDO que atinge este objetivo através da implementação efectiva do sepsis bundle que demonstra a redução do número de casos de choque sético neste complexo contexto clínico (Blodgett, Gardner, Blodgett, Peterson, & Pietraszak, 2015). O programa educacional adicional que constitui a base da implementação pode modificar o prognóstico da sepse por si só (Patrick et al., 2013), em combinação com o pacote de sepse pode reduzir as complicações da sepse. O mesmo se aplica à melhoria da base de evidências, especialmente na deteção precoce e gestão de idosos em LTC (Getliffe & Newton, 2006). A estrutura dos LTC que, por defeito, tem transacções médico-doente mínimas e muito distantes entre si pode levar a uma rápida progressão da sépsis para choque sético, uma vez que exige antibióticos intravenosos atempados, o que é difícil devido à complexidade do sistema (McGoldrick, 2009). O facto de uma diretriz normalizada para a sépsis, que se baseia nas melhores práticas actuais, ter de ser respeitada, juntamente com a ética de trabalho dos cuidados de saúde prolongados, uma vez alcançados resultados quantificáveis.

5.6 Implicações pessoais do projeto

As implicações pessoais do projeto foram a nível individual e a nível da organização. Ao nível do indivíduo, todo o exercício de implementação do PDO fez-me perceber a importância da análise das partes interessadas e da gestão do tempo. Como consultor no departamento de Geriatria, a minha agenda está normalmente preenchida com horas de trabalho clínico, académico e de investigação, e a implicação de ser um líder clínico para a via de cuidados da sépsis proporcionou maiores desafios. Apercebi-me da importância da gestão do tempo, especialmente quando se trabalha com prazos e com a inclusão de um projeto tão grande como parte do mestrado. A segunda implicação enquanto indivíduo é a constatação do facto de que qualquer projeto de mudança bem sucedido necessita da participação sincera dos intervenientes na tomada de decisões, especialmente da liderança, para que estejam em sintonia com o agente de mudança. Além disso, o autor apercebeu-se de que a única forma de o conseguir é através de uma comunicação constante e da disponibilização de uma solução vantajosa para a liderança, através da qual a visão da mudança pode ser absorvida pelas partes interessadas. Mudanças conceptuais através do desenvolvimento de planos de avaliação, a fim de medir objetivamente as implicações da mudança. O âmbito das melhorias ao nível da organização tem implicações na implementação de uma mudança de acordo com as melhores práticas actuais. Este projeto tem o potencial de servir de trampolim para o estudo da melhoria clínica dos cuidados de saúde, tendo criado o desejo de explorar esta área em maior profundidade, com base nas reflexões e critérios desenvolvidos para a segunda fase, tal como acima descrito. Assim, este projeto fomentou o objetivo pessoal de um segundo mestrado em qualidade dos cuidados de saúde e segurança do doente.

5.7 Pontos fortes e fracos

Existem vários pontos fortes do projeto que vão desde a consistência com as diretrizes do National Institute for Health and Care Excellence (NICE; 2014), tal como identificadas nas suas normas de qualidade relacionadas com a sépsis, até às várias causas. Além disso, o programa de implementação integra as melhores práticas e as diretrizes mais abrangentes, tal como identificadas por Conway e Larson (Conway & Larson, 2012), que vão desde estratégias educativas a estratégias práticas de prevenção e gestão. Acredita-se que o desenvolvimento de um conjunto de melhores práticas com base em diretrizes de ajuda, e a sua incorporação na implementação da inovação, fortalece a validade geral da mudança, levando a uma maior adesão dos funcionários e à capacidade de espalhar a mudança para outros contextos do SNS. Por fim, acredita-se que o sistema de implementação da mudança para reduzir a sépsis no contexto dos idosos a longo prazo satisfaz uma necessidade anteriormente ignorada pela maioria das evidências convencionais. No entanto, após reflexão, este projeto também sofre de várias fraquezas. Por exemplo, este projeto apenas analisa os objectivos actuais e os meios para os atingir; os dados de avaliação que apoiariam a implementação ainda não foram recebidos. Da mesma forma, embora a gestão de riscos seja certamente uma área incluída no plano de implementação, não foi compilada uma estratégia de mitigação abrangente para cada risco potencial no âmbito do presente projeto.

5.8 Recomendações

Com base no estudo realizado para este projeto, e na redução projectada de 30% na incidência de sépsis, acredita-se que a implementação de diretrizes locais para a prevenção da sépsis num futuro próximo que incorpore a colaboração inter-profissional, reconhecendo o papel de cada indivíduo na segurança e cuidados do paciente (Blodgett et al., 2015; Lo et al., 2014) dentro da organização LTC. Conforme salientado na literatura, a combinação de um Sepsis Six Bundle e de uma via de cuidados da sépsis pode reduzir significativamente a incidência da sépsis e melhorar os resultados, através de um método validado de medidas para avaliar a qualidade dos cuidados da sépsis (Berenholtz et al., 2007). A presença do conjunto de ordens virtuais no sistema CERNER que alerta prontamente o pessoal sobre a intervenção precoce para uma gestão atempada. O conceito de lean nos cuidados de saúde pode ser aplicado com um mínimo de formação adicional, tal como o e-learning sobre a sépsis com um pacote de medidas de sépsis atual. Prevê-se que a próxima fase consista num simples alerta de sépsis que surgiria quando a ficha do doente fosse acedida eletronicamente em intervalos programados de acordo com a deterioração do doente. Isto evitaria muitos dos problemas atualmente associados ao facto de os médicos ignorarem os eventos de sépsis (Patrick et al., 2013). Esta fase deve também incluir uma opção para que os médicos entrem proactivamente no sistema de pedidos de exames laboratoriais de sépsis para atualizar o estado clínico dos doentes, quer diretamente, quer através de palavras-chave como "marcadores de sépsis", para preencher automaticamente os campos e critérios adequados no sistema de pedidos. Os sistemas integrados têm de estabelecer um novo modelo de cuidados, lidar com as limitações locais em termos de recursos e de pessoal e assegurar a possibilidade de uma ampla mudança de práticas entre os diversos membros da equipa de cuidados em cada local.

A adoção de um modelo de cuidados para a sépsis de uma instituição estabelecida é uma ideia sólida que pode ser generalizada. A parte mais difícil é construir um sistema de cuidados que organize todas as salvaguardas que a equipa de cuidados presta no tratamento certo, sempre e no local certo. Por conseguinte, a próxima etapa deste projeto consiste em estabelecer uma governação clínica e integrar uma aceitação cultural para a gestão e a sustentabilidade da sépsis.

5.9 Limitações

Um dos principais obstáculos na fase inicial foi a indisponibilidade de uma ferramenta de monitorização adequada para os doentes com sépsis sob cuidados de saúde prolongados e uma documentação deficiente. A educação e os programas de competências inadequados são outros obstáculos. Não existiam protocolos/orientações clínicas para a monitorização da sépsis em LTC e a via de cuidados da sépsis estava em desenvolvimento. Outras preocupações incluem a carga de trabalho dos médicos, a barreira linguística e a complexidade dos doentes. A falta de comunicação entre a equipa multidisciplinar no seguimento das suas avaliações e intervenções é outra grande ameaça. A falta de uma equipa médica dedicada para iniciar a ferramenta de conformidade pode interromper o fluxo de trabalho. A formação de um grupo de trabalho para estudar os acontecimentos relacionados com a sépsis nos cuidados de saúde prolongados permitiria destacar muitos riscos que necessitavam de planos de atenuação, tal como identificados pela análise das causas principais. O outro passo importante foi uma visita à "Unidade de Cuidados Agudos" da Organização, que poderia fornecer lições valiosas para a implementação deste projeto e que ajudou o pessoal a ter confiança para avançar para o passo seguinte. Foi ministrada a todos os prestadores de cuidados uma formação específica e especializada sobre a gestão adequada dos doentes com sépsis e a sensibilização para as morbilidades e complicações esperadas, bem como para a forma de as atenuar ou lidar com elas. Por último, o pessoal dos cuidados de saúde prolongados frequentou os cursos especializados e adoptou protocolos e orientações para a gestão dos doentes em deterioração, o que pode atenuar as preocupações relativas à ausência de políticas claras em matéria de sépsis e à documentação inadequada nos cuidados de saúde prolongados. Outra dificuldade fundamental para a organização da autora ao tentar implementar um projeto para melhorar a conformidade com o pacote de reanimação é o facto de as tarefas terem de ser concluídas num período de tempo limitado. Este estudo não é capaz de abranger todos os desafios na identificação fiável da sépsis grave no início, que continua a ser o maior obstáculo à implementação das diretrizes. A identificação da sépsis grave exige um certo grau de sensibilização, vigilância e conhecimento por parte dos profissionais de saúde e da própria organização. O leitor deve ter em conta que o estudo se baseia numa série de programas de educação multiprofissional disponíveis para o efeito, como os sistemas da campanha Survive Sepsis (Yealy et al., 2015), que têm de ser bem concebidos e implementados para garantir que as investigações adequadas (por exemplo, medição do lactato), o equipamento (por exemplo, frascos de hemocultura) e os tratamentos (incluindo todos os antibióticos de primeira linha) estão disponíveis no local de prestação de cuidados. Outro problema potencial foi o facto de o âmbito do meu projeto para as linhas de comunicação dever ser claro e eficaz, sem uma abordagem de "todo o sistema", as melhorias serão limitadas. Uma discussão completa sobre a sépsis está para além do âmbito deste estudo devido a restrições práticas, este projeto não pode fornecer uma revisão exaustiva sobre todas as causas de morbilidade e mortalidade.

A investigação foi condicionada por alguns factores. As limitações foram o acesso aos dados e o tempo . O grande desafio no acesso aos dados deveu-se à falta de vontade dos inquiridos em fornecer informações relacionadas com a sua experiência profissional, o que pode expor as suas áreas de competência. O tempo para este estudo também foi limitado e afectou o tempo de recolha de dados mais detalhados para atingir os objectivos da investigação. Os desafios na unidade de cuidados continuados do hospital Writer's foram a complexidade das condições dos doentes; estes encontravam-se mais provavelmente nos extremos da idade, doentes debilitados, doentes com demência avançada, lesão cerebral anóxica grave, doença renal crónica ou doença pulmonar. A ausência de febre e a presença de hipotermia induzida pela sépsis são a marca completa da sépsis precoce na unidade de cuidados continuados. A literatura apoia a observação do autor. As barreiras na identificação fiável da sépsis grave na apresentação clínica continuam a ser o maior obstáculo à implementação de quaisquer orientações, protocolos institucionais ou conjuntos de ferramentas desenvolvidos para reduzir a mortalidade (Chamberlain et al., 2015).

5.9.1 Conclusão

- A ferramenta de monitorização do pacote de seis medidas para a sépsis foi testada e as alterações necessárias foram implementadas.
- Foram adoptados protocolos e orientações claros para a gestão da sépsis, em conformidade com as orientações internacionais.
- Todos os profissionais de saúde receberam formação exaustiva sobre o tratamento adequado e atempado da sépsis.
- Em LTC, o cumprimento do Sepsis-Six Bundle melhorou de 53% para mais de 80%, de forma consistente.
- A percentagem de doentes transferidos para uma unidade de cuidados intensivos devido a sépsis diminuiu para quase metade, de 50% para 27,6%.
- É importante referir que, devido à identificação precoce da sépsis e ao início da administração de antibióticos, o rácio de morte por sépsis diminuiu de 12,5% para 4,8%.
- Em LTC, a percentagem de doentes que receberam antibióticos na primeira hora aumentou de 14% para 75% atualmente.
- O tempo para a administração da dose inicial de antibiótico foi reduzido de 4,5 horas para, atualmente, aproximadamente 1 hora.

Em conclusão, todo o conceito de planeamento e implementação do ODP foi alcançado no tempo necessário. O modelo de mudança HSE geriu o processo do projeto e ajudou a estruturar o quadro da mudança. Além disso, a pesquisa bibliográfica e o modelo de mudança contribuíram para a plena implementação e avaliação do PDO, que é o cerne da situação. O projeto de mudança foi realizado de forma eficaz graças ao envolvimento e ao empenho das principais partes interessadas e conseguiu a adesão do pessoal através de um entusiasmo e de uma comunicação constantes. A adesão inicial ao Sepsis Six bundle para a reanimação da sépsis grave era baixa na unidade de cuidados continuados do hospital do autor. Tanto quanto é do nosso conhecimento, este projeto foi o primeiro esforço para melhorar os cuidados habituais prestados aos doentes com sépsis grave. A campanha do Sepsis bundle recebeu um feedback positivo e atingiu os seus objectivos. Inicialmente, apenas 60% dos doentes cumpriam o pacote de cuidados para a sépsis. Atualmente, mais de 90% dos doentes em cuidados de longa duração aderiram às seis ferramentas da sépsis. Um modelo de equipa foi mais eficaz para uma implementação bem sucedida na obtenção da conformidade com o pacote.

Referências

Al Hamad, H. K., & Sulaiti, E. A. (2016). O melhor plano de recomendação para reduzir a infeção do trato urinário associada ao cateter de Foleys em pacientes idosos sob serviços de saúde domiciliar. *Journal of Aging Science*, *4*(2). https://doi.org/10.4172/2329-8847.1000152

Angus, D. C., & van der Poll, T. (2013). Sepse grave e choque sético. *Jornal de Medicina da Nova Inglaterra*, *369(9)*, 840-851. https://doi.org/10.1056/NEJMra1208623

Beckhard, R. (1969). *Organization development: strategies and models*. Reading, Mass: Addison-Wesley.

Berenholtz, S. M., Pronovost, P. J., Ngo, K., Barie, P. S., Hitt, J., Kuti, J. L., ... Dorman, T. (2007). Developing Quality Measures for Sepsis Care in the ICU (Desenvolvendo Medidas de Qualidade para Cuidados com Sepse na UTI). *The Joint Commission Journal on Quality and Patient Safety*, *33*(9), 559-568. https://doi.org/10.1016/S1553-7250(07)33060-2

Best, A., Greenhalgh, T., Lewis, S., Saul, J. E., Carroll, S., & Bitz, J. (2012). Transformação de grandes sistemas nos cuidados de saúde: uma revisão realista. *Milbank Quarterly*, *90*(3), 421-456.

Blodgett, T. J., Gardner, S. E., Blodgett, N. P., Peterson, L. V., & Pietraszak, M. (2015). Uma ferramenta para avaliar os sinais e sintomas de infeção do trato urinário associada ao cateter: desenvolvimento e confiabilidade. *Investigação Clínica em Enfermagem*, *24*(4), 341-356.

Boland, L., Hokanson, J., Fernstrom, K., Kinzy, T., Lick, C., Satterlee, P., & LaCroix, B.

(2016). Medição pré-hospitalar de lactato por serviços médicos de emergência em pacientes que atendem aos critérios de sepse. *Western Journal of Emergency Medicine*, *17*(5), 648-655. https://doi.org/10.5811/westjem.2016.6.30233

Borgert, M. J., Goossens, A., & Dongelmans, D. A. (2015). Quais são as estratégias eficazes para a implementação de pacotes de cuidados em UTIs: uma revisão sistemática. *Implementation Science*, *10*(1). https://doi.org/10.1186/s13012-015-0306-1

Brunkhorst, F. M., Engel, C., Ragaller, M., Welte, T., Rossaint, R., Gerlach, H., ... Hartog, C. (2008). Rede Alemã de Competência em Sépsis (SepNet): Practice and perception - a nationwide survey of therapy habits in sepsis. *Crit Care Med*, *36*.

Burney, M., Underwood, J., McEvoy, S., Nelson, G., Dzierba, A., Kauari, V., & Chong, D. (2012). Deteção precoce e tratamento de sepse grave no departamento de emergência: Identifying Barriers to Implementation of a Protocolbased Approach (Identificação de barreiras à implementação de uma abordagem baseada em protocolos). *Journal of Emergency Nursing, 38(6),* 512-517. https://doi.org/10.1016/j.jen.2011.08.011

Butler, S. A. (2002). Método de avaliação de atributos de segurança: uma abordagem custo-benefício (pp. 232-240). Apresentado nas Actas da 24ª conferência internacional sobre engenharia de software, ACM.

Cartwright, T., & Baldwin, D. (2007). Seeing your way: Porque é que os líderes devem comunicar as suas visões. *Liderança em Ação*, *27*(3), 15-24.

Castellanos-Ortega, A., Suberviola, B., Gar^a-Astudillo, L. A., Holanda, M. S., Ortiz, F., Llorca, J., & Delgado-Rodriguez, M. (2010). Impacto dos protocolos da Campanha Sobrevivendo à Sepse no tempo de internação hospitalar e na mortalidade em pacientes com choque sético: Results of a three-year follow-up quasi-experimental study*: *Critical CareMedicine*, *38*(4), 1036-1043. https://doi.org/10.1097/CCM.0b013e3181d455b6

Chamberlain, D. J., Willis, E., Clark, R., & Brideson, G. (2015). Identificação do paciente com sepse grave na triagem: uma análise prospetiva da Escala de Triagem Australasiana. *Jornal de Medicina de Emergência, 32(9),* 690-697. https://doi.org/10.1136/emermed-2014-203937

Conway, L. J., & Larson, E. L. (2012). Diretrizes para prevenir a infeção do trato urinário associada ao cateter: 1980 a 2010. *Heart & Lung: The Journal of Acute and Critical Care*, *41*(3), 271-283.

Creswell, J. W., Plano Clark, V. L., Gutmann, M. L., & Hanson, W. E. (2003). Projectos avançados de investigação de métodos mistos. *Handbook of Mixed Methods in Social and Behavioral Research*, 209-240.

Crossley, S. A., & McNamara, D. S. (2010). Cohesion, coherence, and expert evaluations of writing proficiency (pp. 984-989). Apresentado nas Actas da 32.ª conferência anual da Sociedade de Ciências Cognitivas.

Daniels, R. (2011). Surviving the first hours in sepsis: getting the basics right (an intensivist's perspective). *Journal of Antimicrobial Chemotherapy*, *66*(suppl 2), ii11-ii23.

Davies, H. (2002). Action Evaluation of Health Programmes and Changes: A Handbook for a User-Focused Approach (Manual para uma abordagem centrada no utilizador): John Ovretveit. Abingdon, Oxon: Radcliffe Medical Press, 2002. 27,50 libras. 246 pp + vi. ISBN 1 85775 925 7. *Quality and Safety in Health Care*, *11*(4), 392-NaN-392. https://doi.org/10.1136/qhc.11.4.392-a

Dellinger, R. P., Levy, M. M., Rhodes, A., Annane, D., Gerlach, H., Opal, S. M., ... Moreno, R. (2013). Campanha de Sobrevivência à Sépsis: Diretrizes internacionais para o gerenciamento de sepse grave e choque sético. *Critical Care Medicine*, *41*(2), 580-637. https://doi.org/10.1097/CCM.0b013e31827e83af

Donabedian, A. (1966). Evaluating the Quality of Medical Care. *The Milbank Memorial Fund Quarterly*, *44*(3), 166. https://doi.org/10.2307/3348969

Dunne, W. M. (2015). Diagnóstico laboratorial de sepse? Sem SIRS, ainda não. *Jornal de Clínica Microbiologia Clínica,* *53*(8), 2404-2409. https://doi.org/10.1128/JCM.03681-14

Emblemsvag, J., & Endre Kj0lstad, L. (2002). Strategic risk analysis - a field version. *Gestão Decision*, *40*(9), 842-852. https://doi.org/10.1108/00251740210441063

Ferrer, R. (2008). Melhoria do processo de cuidados e dos resultados após um programa educativo multicêntrico sobre sépsis grave em Espanha. *JAMA*, *299*(19), 2294. https://doi.org/10.1001/jama.299.19.2294

Fleischmann, C., Scherag, A., Adhikari, N. K. J., Hartog, C. S., Tsaganos, T., Schlattmann, P., ... Reinhart, K. (2016). Avaliação da Incidência Global e Mortalidade da Sepse Tratada em Hospital. Estimativas e limitações actuais. *American Journal of Respiratory and Critical Care Medicine*, *193*(3), 259-272. https://doi.org/10.1164/rccm.201504-0781OC

Freitag, A., Constanti, M., O'Flynn, N., & Faust, S. N. (2016). Suspeita de sepse: resumo das orientações do NICE. *BMJ*, i4030. https://doi.org/10.1136/bmj.i4030

Gaieski, D. F., Edwards, J. M., Kallan, M. J., & Carr, B. G. (2013). Avaliação comparativa da incidência e mortalidade de sepse grave nos Estados Unidos *: *Critical Care Medicine*, *41*(5), 1167-1174. https://doi.org/10.1097/CCM.0b013e31827c09f8

Gao, F., Melody, T., Daniels, D. F., Giles, S., & Fox, S. (2005). O impacto de

A influência do cumprimento dos pacotes de sepsis de 6 e 24 horas na mortalidade hospitalar em doentes com sepsis grave: um estudo observacional prospetivo. *Critical Care*, *9*(6), R764. https://doi.org/10.1186/cc3909

Gauer, R. L. (2013). Reconhecimento precoce e gestão da sépsis em adultos: o primeiro seis horas. *American Family Physician, 88*(1), 44-53.

Getliffe, K., & Newton, T. (2006). Catheter-associated urinary tract infection in primary and community health care (Infeção do trato urinário associada ao cateter nos cuidados de saúde primários e comunitários). *Age and Ageing*, *35*(5), 477-481.

Gotts, J. E., & Matthay, M. A. (2016). Sepse: fisiopatologia e manejo clínico. *BMJ*, i1585. https://doi.org/10.1136/bmj.i1585

Greenfield, S., Billimek, J., Pellegrini, F., Franciosi, M., De Berardis, G., Nicolucci, A., & Kaplan, S. H. (2009). A comorbilidade afecta a relação entre o controlo glicémico e os resultados cardiovasculares na diabetes: um estudo de coorte. *Annals of Internal Medicine*, *151*(12), 854-860. https://doi.org/10.7326/0003- 4819-151-12-200912150-00005

Gremyr, I., & Elg, M. (2014). Uma visão desenvolvimentista sobre a implementação de conceitos de gestão da qualidade. *International Journal of Quality and Service Sciences*, *6*(2/3), 143-154. https://doi.org/10.1108/IJQSS-02-2014-0012

Grove, S. K., Burns, N., & Gray, J. (2012). *A prática da investigação em enfermagem: Appraisal, synthesis, and generation of evidence*. Elsevier Health Sciences.

Gustafson, D. H., Sainfort, F., Eichler, M., Adams, L., Bisognano, M., & Steudel, H. (2003). Developing and testing a model to predict outcomes of organizational change (Desenvolver e testar um modelo para prever os resultados da mudança organizacional). *Health Services Research*, *38*(2), 751-776.

Halpern, S. D., Becker, D., Curtis, J. R., Fowler, R., Hyzy, R., Kaplan, L. J., ... Kahn, J. M. (2014). Uma declaração oficial da política da American Thoracic Society / American Association of Critical-Care Nurses / American College of Chest Physicians / Society of Critical Care Medicine: a lista Choosing Wisely® Top 5 em Critical Care Medicine. *American Journal of Respiratory and Critical Care Medicine*, *190*(7), 818-826.

Harlos, K., Tetroe, J., Graham, I. D., Bird, M., & Robinson, N. (2012). Explorar a literatura de gestão para obter informações sobre a implementação de mudanças baseadas em evidências nos cuidados de saúde.

Herlitz, J., Bang, A., Wireklint-Sundstrom, B., Axelsson, C., Bremer, A., Hagiwara, M., ... Ljungstrom, L. (2012). Suspeita e tratamento de sepse grave. Uma visão geral da cadeia de cuidados pré-hospitalares. *Scandinavian Journal of Trauma, Resuscitation and Emergency Medicine (Jornal Escandinavo de Trauma, Reanimação e Medicina de Emergência)*, *20*(1), 42. https://doi.org/10.1186/1757-7241-20-42

Hodges, B. C., & Videto, D. M. (2011). *Avaliação e planeamento em programas de saúde*. Jones & Bartlett Publishers.

HSE. (2008). Improving ourservices- A Users' Guide to Managing Change in the Health Service, Executive. (O. D. Unit, Ed.) Dublin: Health Services Executive, (HSE. (2008, julho)).

A análise SWOT continua a ser adequada ao seu objetivo? A ferramenta de gestão tem vindo a explorar os pontos fortes, os pontos fracos, as oportunidades e as ameaças há décadas. (2015). *Strategic Diretion*, *31* (4), 13-15. https://doi.org/10.1108/SD-02-2015-0024

Johnson, H., McAlister, S., & Johnson, H. (n.d.). Sepsis Identification in Long-Term Care. *Journal of the American Medical Diretors Association*, *17*(3), B28-B29. https://doi.org/10.1016/j.jamda.2015.12.088

Jones, A. E., & Puskarich, M. A. (2014). As diretrizes da campanha de sobrevivência à sepse 2012: Atualização para médicos de emergência. *Annals of Emergency Medicine*, *63*(1), 35-47. https://doi.org/10.1016/j.annemergmed.2013.08.004

Jones, S. L., Ashton, C. M., Kiehne, L. B., Nicolas, J. C., Rose, A. L., Shirkey, B. A., . Wray, N. P. (2016). Resultados e uso de recursos da sepse associada

Stays by Presence on Admission, Severity, and Hospital Type [Estadias por presença na admissão, gravidade e tipo de hospital]: *Medical Care*, *54*(3), 303-310. https://doi.org/10.1097/MLR.0000000000000481

Jozwiak, M., Monnet, X., & Teboul, J.-L. (2016). Otimização da circulação no doente em decúbito ventral: *Current Opinion in Critical Care*, *22*(3), 239-245. https://doi.org/10.1097/MCC.0000000000000308

Kaukonen, K.-M., Bailey, M., Pilcher, D., Cooper, D. J., & Bellomo, R. (2015). Critérios da Síndrome de Resposta Inflamatória Sistêmica na Definição de Sepse Grave. *New England Journal of Medicine*, *372*(17), 1629-1638.

https://doi.org/10.1056/NEJMoa1415236

Kotter, J. P. (1998). Winning at change: Vencer na mudança. *Leader to Leader*, *1998*(10), 27-33. https://doi.org/10.1002/ltl.40619981009

Krein, S. L., Kowalski, C. P., Harrod, M., Forman, J., & Saint, S. (2013). Barreiras para reduzir o uso de cateteres urinários: uma avaliação qualitativa de uma iniciativa estadual. *JAMA Internal Medicine*, *173*(10), 881-886.

Langley, G. J., Moen, R. D., Nolan, K. M., Nolan, T. W., Norman, C. L., & Provost, L. P. (2009). *The improvement guide: a practical approach to enhancing organizational performance*. John Wiley & Sons.

Lazenbatt, A. (2002). *The evaluation handbook for health professionals*. Routledge.

Levy, M. M., Pronovost, P. J., Dellinger, R. P., Townsend, S., Resar, R. K., Clemmer, T. P., & Ramsay, G. (2004). Sepsis change bundles: Converting guidelines into meaningful change in behavior and clinical outcome: *Critical Care Medicine*, *32*(Supplement), S595-S597. https://doi.org/10.1097/01.CCM.0000147016.53607.C4

Linde-Zwirble, W. T., & Angus, D. C. (2004). Severe sepsis epidemiology: sampling, selection, and society (Epidemiologia da sepse grave: amostragem, seleção e sociedade). *Critical Care (Londres, Inglaterra)*, *8*(4), 222-226. https://doi.org/10.1186/cc2917

Lo, E., Nicolle, L. E., Coffin, S. E., Gould, C., Maragakis, L. L., Meddings, J., ... Yokoe, D. S. (2014). Estratégias para prevenir infecções do trato urinário associadas a cateteres em hospitais de cuidados agudos: atualização de 2014. *Controlo de Infecções e Epidemiologia Hospitalar*, *35*(S2), S32-S47.

Luepker, R. V., Raczynski, J. M., Osganian, S., Goldberg, R. J., Finnegan Jr, J. R., Hedges, J. R., . Feldman, H. A. (2000). Effect of a community intervention on patient delay and emergency medical service use in acute coronary heart disease: The Rapid Early Action for Coronary Treatment (REACT) Trial. *Jama*, *284*(1), 60-67.

MacRedmond, R., Hollohan, K., Stenstrom, R., Nebre, R., Jaswal, D., & Dodek, P. (2010). A introdução de um protocolo de gestão abrangente para a sépsis grave está associada a melhorias sustentadas na prontidão dos cuidados e na sobrevivência. *BMJ Quality & Safety*, *19*(5), e46-e46. https://doi.org/10.1136/qshc.2009.033407

Martin, G. S. (2012). Sepsis, sepsis grave e choque sético: alterações na incidência, agentes patogénicos e resultados. *Revisão especializada da terapia anti-infecciosa*, *10*(6), 701-706.

Martin, G. S., Mannino, D. M., Eaton, S., & Moss, M. (2003). The epidemiology of sepsis in the United States from 1979 to 2000. *New England Journal of Medicine*, *348*(16), 1546-1554.

Masterton, R. G. (2009). Pacotes de cuidados com a sepse e médicos. *Cuidados Intensivos Medicine*, *35*(7), 1149-1151. https://doi.org/10.1007/s00134-009-1462-z

McAuliffe, E., & Van Vaerenbergh, C. (2006). Orientando a mudança no sector da saúde irlandês

sistema.

McCaffery, M., Onikoyi, O., Rodrigopulle, D., Syed, A., Jones, S., Mansfield, L., & G Krishna, M. (2016). Revisão da sépsis do rastreio da sépsis pela enfermagem, protocolos de sépsis conduzidos por enfermeiros e desenvolvimento de políticas/protocolos hospitalares de sépsis. *Enfermagem e Cuidados Paliativos Cuidados Paliativos, 1(2), 33-37. https://doi.org/10.15761/NPC.1000109*

McGoldrick, M. (2009). Preventing central line-associated bloodstream infections and the Joint Commission's home care national patient safety goals. *Home Healthcare Now, 27(4),* 220-228.

Moser, H. (2014). Reconhecimento precoce e intervenção rápida da sepse: Implementação de uma iniciativa educacional focada enfatizando a terapia precoce dirigida por objetivos no departamento de emergência. Journal of Nursing Education and Practice, 4(6). https://doi.org/10.5430/jnep.v4n6p23

Na, S., Kuan, W. S., Mahadevan, M., Li, C. H., Shrikhande, P., Ray, S., ... Nguyen, *H. B. (2012). Implementação da terapia precoce dirigida por objectivos e do pacote de reanimação da campanha de sobrevivência à sépsis na Ásia. Int J Qual Health Care, 24. https://doi.org/10.1093/intqhc/mzs045*

Nguyen, H. B., Corbett, S. W., Steele, R., Banta, J., Clark, R. T., Hayes, S. R., . *Wittlake, W. A. (2007). A implementação de um conjunto de indicadores de qualidade para o tratamento precoce da sépsis grave e do choque sético está associada a uma diminuição da mortalidade*: Critical Care Medicine, 35(4),* 1105-1112. *https://doi.org/10.1097/01.CCM.0000259463.33848.3D*

Ovretveit, J. (1998). *Evaluating health interventions: an introduction to evaluation of health tratamentos, serviços, políticas e intervenções organizacionais.* McGraw-Hill International.

Ovretveit, J., & Gustafson, D. (2002). Avaliação de programas de melhoria da qualidade. *Quality and Safety in Health Care, 11*(3), 270-275.

Patrick, S. W., Davis, M. M., Sedman, A. B., Meddings, J. A., Hieber, S., Lee, G. M., ... Schumacher, R. E. (2013). Precisão dos dados administrativos do hospital ao relatar infecções da corrente sanguínea associadas à linha central em recém-nascidos. *Pediatrics, 131*(Supplement 1), S75-S80.

Perman, S. M., Goyal, M., & Gaieski, D. F. (2012). Diagnóstico inicial do departamento de emergência e gerenciamento de pacientes adultos com sepse grave e choque sético.

Scandinavian Journal of Trauma, Resuscitation and Emergency Medicine, *20*(1), 1.

Piercy, N., & Giles, W. (1989). Making SWOT Analysis Work. *Marketing Intelligence & Planning*, *7*(5/6), 5-7. https://doi.org/10.1108/EUM0000000001042

Piper, J., & Smith, G. (1990). Desenvolver o Planeamento de Marketing na Realidade. *Inteligência de Marketing & Planeamento de Marketing*, *8*(2), 28-34. https://doi.org/10.1108/02634509010141653

Poeze, M., Ramsay, G., Gerlach, H., Rubulotta, F., & Levy, M. (2004). An international sepsis survey: a study of doctors' knowledge and perception about sepsis. *Critical Care*, *8*(6), R409. https://doi.org/10.1186/cc2959

Reinhart, K., Bauer, M., Riedemann, N. C., & Hartog, C. S. (2012). Novas abordagens para sepse: Molecular Diagnostics and Biomarkers (Diagnóstico molecular e biomarcadores). *Clinical Microbiology Reviews*, *25*(4), 609-634. https://doi.org/10.1128/CMR.00016-12

Rivers, E. (2006). The outcome of patients presenting to the emergency department with severe sepsis or septic shock. *Critical Care*, *10*(4), 154. https://doi.org/10.1186/cc4973

Schmerzler, A. J., Martin, L., Oliver, B., & London, L. A. (2012). Segurança no ambiente de reabilitação: A Nursing Perspective. *Clínicas de Medicina Física e Reabilitação da América do Norte*, *23*(2), 259-270. https://doi.org/10.1016/j.pmr.2012.02.004

Schorr, C., Odden, A., Evans, L., & Escobar, G. J. (2016). Implementação de um programa multicêntrico de melhoria de desempenho para deteção precoce e tratamento de sepse grave em enfermarias médico-cirúrgicas gerais. *J Hosp Med, 11*. https://doi.org/10.1002/jhm.2656

Seoane, L., Winterbottom, F., Nash, T., Behrhorst, J., Chacko, E., Shum, L., ... Sundell, E. (2013). Usando princípios de melhoria da qualidade para melhorar o atendimento de pacientes com sepse grave e choque sético. *The Ochsner Journal, 13*(3), 359-366.

Seymour, C. W., Rea, T. D., Kahn, J. M., Walkey, A. J., Yealy, D. M., & Angus, D. C. (2012). Sepse grave no atendimento de emergência pré-hospitalar: Análise de incidência, cuidados e resultados. *American Journal of Respiratory and Critical Care Medicine, 186*(12), 1264-1271. https://doi.org/10.1164/rccm.201204- 0713OC

Shapiro, N. I., Howell, M. D., Talmor, D., Lahey, D., Ngo, L., Buras, J., . Lisboa, A. (2006). Implementation and outcomes of the Multiple Urgent Sepsis Therapies (MUST) protocol*: *Critical Care Medicine, 34*(4), 1025-1032. https://doi.org/10.1097/01.CCM.0000206104.18647.A8

Shaw, E. K., Howard, J., West, D. R., Crabtree, B. F., Nease, D. E., Tutt, B., & Nutting, P. A. (2012). O papel do campeão nos esforços de mudança dos cuidados primários: do Estado Redes de Práticas Ambulatoriais e Parceiros do Colorado (SNOCAP). *The Journal of the American Board of Family Medicine, 25*(5), 676-685.

Shorr, A. F., Micek, S. T., Jackson, W. L., & Kollef, M. H. (2007). Economic implications of an evidence-based sepsis protocol: can we improve outcomes and lower costs? *Crit Care Med, 35*.

https://doi.org/10.1097/01.CCM.0000261886.65063.CC

Singer, M., Deutschman, C. S., Seymour, C. W., Shankar-Hari, M., Annane, D., Bauer, M., ... Angus, D. C. (2016). As Terceiras Definições de Consenso Internacional para Sepse e Choque Séptico (Sepse-3). *JAMA, 315*(8), 801.

https://doi.org/10.1001/jama.2016.0287

Sterling, S. A., Miller, W. R., Pryor, J., Puskarich, M. A., & Jones, A. E. (2015). O impacto do momento dos antibióticos nos resultados em sepse grave e choque sético: uma revisão sistemática e meta-análise *. *Critical Care Medicine*, *43*(9), 1907-1915. https://doi.org/10.1097/CCM.0000000000001142

Strebel, P. (1996). Porque é que os empregados resistem à mudança? *Harvard Business Review*, *74*(3), 86.

Studnek, J. R., Artho, M. R., Garner, C. L., & Jones, A. E. (2012). O impacto dos serviços médicos de emergência no tratamento de sepse grave no pronto-socorro. *O Jornal Americano de Emergência Medicine*, *30*(1), 51-56. https://doi.org/10.1016/j.ajem.2010.09.015

Sweet, D., Marsden, J., Ho, K., Krause, C., & Russell, J. A. (n.d.). Emergency management of sepsis: The simple stuff saves lives.

Os Investigadores ARISE e o Grupo de Ensaios Clínicos ANZICS. (2014). Reanimação dirigida por objetivos para pacientes com choque sético precoce. *New England Journal of Medicine*, *371*(16), 1496-1506. https://doi.org/10.1056/NEJMoa1404380

Torsvik, M., Gustad, L. T., Mehl, A., Bangstad, I. L., Vinje, L. J., Damas, J. K., & Solligard, E. (2016). A identificação precoce de sepse em pacientes internados em hospitais por enfermeiras de enfermaria aumenta a sobrevida em 30 dias. *Critical Care*, *20* (1). https://doi.org/10.1186/s13054-016-1423-1

van Wijngaarden, J. D., Scholten, G. R., & van Wijk, K. P. (2012). Análise estratégica para organizações de saúde: a adequação da análise SWOT. *Jornal Internacional de Planeamento e Gestão da Saúde*, *27*(1), 34-49.

van Zanten, A. R. (2014). A hora de ouro da administração de antibióticos na sepse grave: evite um falso começo em busca do ouro. *Critical Care Medicine*, *42*(8), 1931-1932.

Winterbottom, F. (2012). O papel crítico dos enfermeiros na identificação da sépsis e na implementação precoce da terapia dirigida por objectivos. *J Contin Educ Nurs*, *43*. https://doi.org/10.3928/00220124-20120523-33

Yealy, D. M., Huang, D. T., Delaney, A., Knight, M., Randolph, A. G., Daniels, R., & Nutbeam, T. (2015). Reconhecer e gerir a sépsis: o que precisa de ser feito? *BMC Medicine*, *13*(1), 1.

Apêndices

Apêndice A. Algoritmo da sépsis

Systemic inflammatory response syndrome (SIRS)	
Finding	Values
Body temperature	<36 °C or >38 °C
Heart rate	>90 beats/min
Respiratory rate	>20/min or PaCO2<32 mmHg (4.3 kPa)
WCC	<4x10^9/L (<4000/mm^3), >12x10^9/L (>12,000/mm^3) or 10% bands

SIRS diagnosed when ≥ 2 of above is present

Sepsis is a systemic inflammatory response due to an infection (clinical suspicion or microbiological evidence)

Severe sepsis is associated with organ dysfunction, hypoperfusion or hypotension. Hypoperfusion and perfusion abnormalities may include, but are not limited to, lactic acidosis, oliguria or an acute alteration in mental status.

Septic Shock is **severe sepsis** induced hypotension despite adequate fluid. Patients receiving inotropic or vasopressor agents may no longer be hypotensive by the time they manifest hypoperfusion abnormalities or organ dysfunction, but would still be considered to have septic shock.

Fig 1. The spectrum and definitions of sepsis syndromes. SIRS = systemic inflammatory response syndrome, WCC = white cell count.

Apêndice B. Lista de controlo da documentação sobre antibióticos

Checklist

- Time nurse alerted physician ……………………………………

- Time of physician arrival ……………………………………

- Time of ordering antibiotic ……………………………………

(if delayed, specify reason, such as did not meet sepsis criteria, awaiting CBC , CXR etc., and document time of lab results)

……………………………………………………………………………………………

……………………………………………………………………………………………

- Time antibiotic administered……………………………………

Apêndice C: Estrutura de decomposição do trabalho de implementação

PHASE	TASK	SUBTASK	3rd LEVEL TASK	4th LEVEL TASK	ASSIGNED TO	Start Date*	End Date*
Pre-planning	Pre-planning	Identify nursing barriers			Conceptualist		31-Jan
		Identify project risks			Conceptualist		31-Jan
		Complete environmental assessment	Assure consistency of organisational context or identify barriers		Conceptualist		31-Jan
			Assure consistency of organisational culture or identify barriers		Conceptualist		31-Jan
			Assure organisational acceptance or identify barriers		Conceptualist		31-Jan
		Identify potential team members			Conceptualist		31-Jan
Forming the team	Form the team	solicit involvement from list of potential team members identified above			Conceptualist	25-Jan	31-Jan
		Track acceptance or denial			Conceptualist	1-Feb	4-Feb
		Conduct meeting of accepted member	Jointly assess group composite and as a group suggest invitations required for any additional members		Initial acceptance team	7-Feb	7-Feb

		Invite alterative/additional members			Conceptualist	8-Feb	8-Feb
		Track acceptance or denial			Conceptualist	8-Feb	10-Feb
		Conduct kick-off meeting with final team composite			Formal team	12-Feb	12-Feb
Setting aims	Set goals and objective s	Brainstorm list			Team	13-Feb	13-Feb
		Identify salient goals and objectives			Team	15-Feb	15-Feb
		Apply dates to goals and objectives			Team	15-Feb	15-Feb
		Apply measures to goals and objectives			Team	15-Feb	15-Feb
Establishi ng measures	Establish measure s	What is acceptable and why?			Team	25-Feb	25-Feb
		What is not acceptable and why not?			Team	25-Feb	25-Feb
		Is there a middle range?			Team	25-Feb	25-Feb
Formalisi ng the change		Review existing implementation options			Team	26-Feb	28-Feb
		Formulate modified/new implementation			Team	5-Mar	10-Mar
				Conduct informal barriers luncheon	Day-to-day leader	9-Mar	9-Mar

		Create documentation for implementation	Outline of steps required		Team	11-Mar	15-Mar
			Training documents for multidisciplinary team		Education	16-Mar	15-Apr
			Training documents for support staff		Education	16-Mar	15-Apr
				Conduct education on processes to multidisciplinary healthcare associates	Education	4-May	7-May
			New process flow documents		Team leader	10-May	18-May
				Conduct education on processes to support staff	Education	20-May	20-May
		Pilot implementation			Team	1-Jun	31-July
Testing the change		Preliminary audit			Team	1-Aug	31-Aug (however, pilot group will continu

							e to use new protocol after formal pilot test is complete
		Pre- and post-longer term audit evaluation and implementation process modification as necessary			Team	1-Sept	30-Sept
			Revise processes as required		Team	15-Sept	25-Sept
			Re-educate staff as required		Education	26-Sept	30-Sept
Implementing the change		Ongoing	Including short and long term evaluations, continuous improvements, and additional roll-out to phase two incorporating virtual reminders		**Team**	**1-Oct**	**->**
Spreading the change		Roll out to other facilities – Ongoing	Education, meetings, and so forth in similar fashion		**Team**	**1-Nov**	**->**

Apêndice D. Ferramenta do Pacote de Sepse

Suspect Sepsis Bundle Monitoring Tool					
Patient ID	Date		Shift		
	Unit /Room				
	Physican name				
Time recognize abnormal signs and symptoms					
Time nurse alerted physician					
Time of physician arrival					
Time of ordering antibiotic					
If delayed, specify Reason ...					
Time of Informing pharmacy					
Time Antibiotic Ready					
Time Antibiotic Delivered to unit					
Time Antibiotic Administered					

	Yes	No		Yes	No
Blood C/S			Iv fluid		
Lactic Acid			Oxygen therapy		
Intake &out put chart					

Specify If There Delay More Than 1 Hour		
	1-	
	2-	
	3-	
	4-	

Apêndice E. Lista de verificação do pacote da sépsis

Suspect sepsis Bundle checklist

Suspect sepsis if your patient has 2 or more of the following signs .

- Acutely altered mental status.
- RR>22/Mt
- Temp>38 or < 36
- HR > 100/min
- WBC >12,000or <4000
- SBP ≤ 100

Remind

Start Initial Antibiotic Dose Within One Hour

Does your patient have.

- **Uncontrolled hyperglycemia**
- **Seizures**
- **Cough, increased sputum or breathlessness**
- **Dysuria or frequency**
- **Abdominal pain, distention or diarrhea**
- **Headache or neck stiffness**
- **Cellulitis or wound infection**
- **Immunosuppression**

Apêndice F. Conceção da avaliação e medida do Sepsis Six Bundle

Measure	Type of Measure	Description	Calculation	Data Collection
Compliance to SepsisSix Care Bundle	Process	Timely intervention increases the likelihood of survival and better patient outcomes. Percentage of patients in compliance with Sepsis six care Bundle	No.of patients with lactate, Blood culture tested, antibioticand IVF administrated within 60 min of identification/Total number of patients with sepsis	Automatically generated report by Cerner
Sepsis Six Bundle each components Measures: **A. Antibiotic Administration** **B. Lactate Testing** **C. Blood Culture Testing**	Process	Antibiotic Administration within 60 minutes for patients meeting sepsis Criteria Definition: The percentage of patients presenting with sepsis criteria that had antibiotics administrated within 60 minutes of arrival. Serum Lactate Order to result time within 60 Minutes. The percentage of serum lactate orders with order time to result time	Percent Compliance: The number of patients with Sepsis criteria met who had antibiotics administrated within 60 minutes / Total number of patients with sepsis criteria met multiplied by 100 Percent Compliance: Number of Serum lactate orders resulted within 60 minutes from order time in patients with Severe Sepsis and /or Septic Shock divided by the number of serum lactate orders for patients with Severe Sepsis and	

D. IVF Administration		within 60 Minutes from serum lactate order time Blood culture collected within 60 min of Sepsis identification. Definition: The percentage of patients presenting with Sepsis who had blood cultures collected within 60 min of sepsis identification. Fluid Bolus Administration begun within 60 min of Severe Sepsis/ Septic Shock Identification	/or Septic Shock multiplied by 100 Percent Compliance: Number of patients who have blood culture taken within 60 min of identification divided by total number of patients with Sepsis multiplied by 100 Percent Compliance: The number of patients who had a fluid bolus initiated within 60 minutes of Sepsis identification divided by the number of patients with Sepsis multiplied by 100	

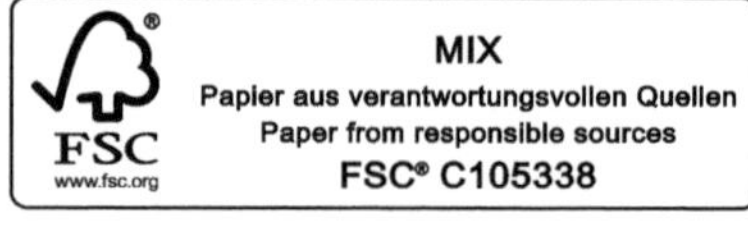

Printed by Books on Demand GmbH, Norderstedt / Germany